Michael Rapp

Gesundheitsförderung bei Migranten

Gesundheitsplanung in der Sozialen Stadt

GRIN Verlag

Bibliografische Information der Deutschen Nationalbibliothek:

Die Deutsche Bibliothek verzeichnet diese Publikation in der Deutschen Nationalbibliografie; detaillierte bibliografische Daten sind im Internet über http://dnb.d-nb.de/ abrufbar.

Impressum:

Druck und Bindung: Books on Demand GmbH, Norderstedt Germany
ISBN: 978-3-640-26140-6

Dieses Buch bei GRIN:

http://www.grin.com/de/e-book/121464/gesundheitsfoerderung-bei-migranten

Gesundheitsplanung in der Sozialen Stadt

Gesundheitsförderung bei Migranten

von

Michael Rapp

Hochschule Ravensburg-Weingarten

Studiengang: Management im Sozial- und Gesundheitswesen

Semester 4

Modul 8b

Gesundheitsplanung

Abgabetermin: 31. August 2008

Inhaltsverzeichnis

1. Vorwort

Seit einigen Jahren arbeite ich im Jugendmigrationsdienst in Lindau und begleite neuzugewanderte Migranten im Alter von 12 bis 27 Jahren. Durch das Zuwanderungsgesetzt kommen immer weniger Ausländer nach Deutschland, dadurch werden sich die Jugendmigrationsdienste in Zukunft nach anderen Handlungsfeldern umsehen müssen.

Meine Intention ist nun proaktiv zu handeln und Gesundheitsförderung als neues Handlungsfeld im Bereich Integration ins Visier zunehmen.

Der Jugendmigrationsdienst Lindau ist im Netzwerk der Sozialen Stadt integriert und hat eine gemeinsame Maßnahme im Bereich der Sprachförderung. Während meiner Arbeit habe ich das Programm Soziale Stadt intensiver kennen gelernt und festgestellt, dass ein wichtiges Thema, nämlich die Gesundheitsförderung der Migranten bisher kaum berücksichtigt wurde.

Das Programm Soziale Stadt und Gesundheitsförderung lässt sich meiner Meinung nach gut kombinieren und mit dem Jugendmigrationsdienst vernetzen. Demzufolge war das Interesse groß auch hierzu eine Studienarbeit zu verfassen.

2. Abstract

Bei Zielen sowie Maßnahmen und Projekten im Rahmen der Umsetzung des Programms Soziale Stadt spielt das Handlungsfeld Gesundheitsförderung bisher eine untergeordnete Rolle.
Vor allem Erfahrungen in den Modellgebieten der Sozialen Stadt aber zeigen, dass es in den Quartieren erhebliche gesundheitliche Probleme gibt.
Dass Armut und Gesundheitsrisiken zusammenhängen, ist lange schon bekannt und wird spätestens seit der Ottawa-Charta zur Gesundheitsförderung (WHO 1986) sowie dem bald darauf gegründeten Gesunde-Städte-Netzwerk auch offensiv thematisiert.
Auch auf den seit 1995 jährlich veranstalteten Kongressen „Armut und Gesundheit“ wurden in den letzten Jahren Gesundheitsprävention und -förderung als Aufgabenbereiche der Sozialen Stadt zu Schwerpunktthemen.

In einem Viertel der Programmgebiete kommt Gesundheitsförderung auf der Projekt- und Maßnahmenebene bereits zum Tragen. Aufklärung, Beratung, Vorsorge und Vernetzung bilden zentrale Elemente entsprechender Strategien.
In Deutschland nimmt die Aufmerksamkeit für sozial- und umweltbedingte Gesundheitsrisiken und Gesundheitsprobleme zu aber noch zu langsam. Es ist daher nötig, das Handlungsfeld Gesundheitsförderung bei der Umsetzung des Programms Soziale Stadt deutlich zu stärken. In diesem Sinne: *Gesundheit!*

3. Einleitung

3.1 Definitionen (Begriffserklärungen)

-Migration und Gesundheit-

Der Themenkomplex Migration und Gesundheit ist eine Verbindung der zwei grundsätzlich unterschiedlichen Systeme, die im Grenzbereich von Medizin, Psychiatrie/Psychologie, Soziologie und Ethnologie angesiedelt sind (Weiss 2003).

Migration ist ein Phänomen der Menschheitsgeschichte und findet überall auf unserer Erde statt. Migrationsbewegungen werden aus verschiedenen Gründen ganz unterschiedlich erlebt, wobei für die Betroffenen Migration mehr oder weniger große innere und äußere Veränderungsanforderungen mit sich bringt, die Konsequenzen für die psychische Gesundheit hervorrufen (Hegemann und Salman 2001). Migration ist ein einschneidender Abschnitt des Lebens von Migranten und darf nicht als ein einzelnes Ereignis, sondern muss als Prozess der Eingliederung, der Anpassung und neuer Identitätsbildung verstanden werden (Keller 2004).
(vgl. Esterleyn M., 2006, S. 6)

-Gesundheitsplanung-

Die Gesundheitsplanung hat die Aufgabe handlungsorientierte und praxisrelevante Konzepte zu entwickeln, zu initiieren, zu koordinieren. Insbesondere die Vernetzung von Maßnahmen zur Gewährleistung abgestimmter und bedarfsgerechter Angebote in der gesundheitlichen Versorgung und der Gesundheitsförderung hat eine zentrale Bedeutung.

Die Basis bilden themen- oder problemorientierte Gesundheitsberichte über die gesundheitliche Situation von Bevölkerungsgruppen und Stadtteilen. Sie dienen der Bedarfsanalyse, der Information der Öffentlichkeit und als Grundlage gesundheitspolitischer Entscheidungen in der Kommune.

Die Gesundheitsplanung entwickelt auf Basis der Gesundheitsberichterstattung Zielvorstellungen für eine bedarfsgerechte Versorgung der Bevölkerung mit Gesundheitsangeboten. Dadurch soll die Lebensqualität gesteigert bzw. erhalten werden.

(vgl.http://www.braunschweig.de/rat_verwaltung/verwaltung/ref0500/Gesundheitsplanung.html)

-Gesundheit-

„Gesundheit ist ein Zustand vollkommenen physischen, seelischen und sozialen Wohlbefindens und nicht nur das Freisein von Krankheit und Gebrechen".

Dieser Gesundheitsbegriff der WHO aus dem Jahr 1946 führt Gesundheit nicht nur als die Abwesenheit von Krankheit, sondern als einen positiven Begriff in die Diskussion ein. Allerdings wird Gesundheit nicht jenseits von Krankheit betrachtet und damit gewissermaßen als unabhängig von dieser, sondern es wird betont, dass Gesundheit mehr ist als Krankheit, also etwas Zusätzliches. Der Gesundheitsbegriff der WHO ist multidimensional, das heißt er bezieht neben der körperlichen auch die psychische und soziale Komponente ein.

An dieser Definition wurde häufig kritisiert, dass sie Gesundheit als Zielvorstellung darstellt, als einen Zustand der erreicht werden soll und damit eine Idealisierung darstellt, deren Umsetzungsmöglichkeit unklar bleibt.

Im Jahr 1986 wurde in der Ottawa-Charta der Gesundheitsförderung (WHO) dieser eher undynamische und statische Gesundheitsbegriff zu einem stärker ressourcen- und prozessorientierten Ansatz weiterentwickelt. Gesundheit wird in der Ottawa-Charta nicht mehr als (vorrangiges) Lebens-Ziel gesehen, sondern als ein „Lebens-Mittel", als etwas, das eine Ressource für das Leben unterschiedlich ausgeprägt ist.

Die Ottawa-Charta wurde zu einer wichtigen Unterstützung und zu einer attraktiven Grundlage für die Konzeption und die strategische Ausrichtung von vielen Projekten, Programmen und Netzwerken. (vgl. Lobnig Hubert et al., 1999, S. 10-13)

-Gesundheitswissenschaften-

(englisch: Public Health) ist seit Anfang der 1990er Jahre in Deutschland als wissenschaftliches Fach bekannt. Beide Begriffe werden synonym verwendet, wobei eine Tendenz zum Begriff Public Health auszumachen ist. Sie beschäftigt sich mit den geistigen, körperlichen, psychischen und sozialen Bedingungen von Gesundheit und Krankheit einer Gesellschaft.

Haisch, Weitkunat und Wildner (1999, S. 317) definieren Gesundheitswissenschaften als die "Wissenschaft und Praxis der Krankheitsverhütung, Lebensverlängerung und Gesundheitsförderung durch organisierte, gemeindebezogene Maßnahmen; ein interdisziplinäres Gebiet, das sich mit Gesundheit und ihren Determinanten befaßt". Schwartz (1998) spricht von der "Analyse, Bewertung und Organisation von Gesundheitsproblemen in der Bevölkerung und ihrer Verhinderung beziehungsweise Bekämpfung mit angemessenen, wirksamen und ökonomisch vertretbaren Mitteln".

Die Salutogenese bedeutet soviel wie „Gesundheitsentstehung" oder „Ursprung von Gesundheit" und wurde von dem israelisch-amerikanischen Medizinsoziologen Aaron Antonovsky (1923–1994) in den 1970er Jahren als Gegenbegriff zur Pathogenese entwickelt. Nach dem Salutogenese-Modell ist Gesundheit kein Zustand, sondern muss als Prozess verstanden werden. (vgl. Antonovsky Aaron, 1997, S. 36)

-Gesundheitsförderung-

„Gesundheitsförderung zielt darauf ab, die Lebens- und Arbeitsqualität von Menschen und damit die Bedingungen für ihre Gesundheit zu verbessern" (Ottawa-Charta)

Gesundheitförderung ist ein Ansatz, mit dem sowohl die Lebensverhältnisse der Menschen als auch individuelle Verhaltensweisen in Richtung der Erhaltung und Stärkung von Gesundheit beeinflusst werden sollen. Gesundheitsförderung geht von einem positiven - salutogenen - Gesundheitsbegriff aus. Zentrale Elemente gesundheitsfördernder Strategien sind die Verminderung gesundheitlicher Belastungen (z.B. Stress, belastende Arbeits- oder Umweltbedingungen) und die Stärkung und Mobilisierung gesundheitserhaltender und gesundheitsfördernder Ressourcen (z.B. Problembewältigungsstrategien und Einbindung in soziale

Netzwerke). Im Rahmen der Gesundheitsförderung sollen persönliche und soziale Gesundheitskompetenzen gestärkt und gesunde Lebensbedingungen geschaffen werden. Diese Ansätze sollten eingebunden sein in eine gesundheitsfördernde Gesamtpolitik, die auf die Verbesserung von Gesundheitsdeterminanten und den Abbau gesundheitlicher Ungleichheiten abzielt.

Während Prävention auf die Vorbeugung oder Früherkennung von Krankheit abzielt und dabei z.B. Impfungen, gesunde Ernährung, Früherkennung und ausreichende Bewegung propagiert, ist der Ansatz der Gesundheitsförderung der, die Gesundheit der Menschen zu stärken. Durch die Veränderung der Arbeits-, Umwelt- und Lebensbedingungen sowie des individuellen Verhaltens sollen bessere Vorkehrungen für gesundes Leben geschaffen werden.Ursprünglich wurde das Konzept der Gesundheitsförderung 1986 von der Weltgesundheitsorganisation (WHO) entwickelt und in der Ottawa-Charta zusammengefasst. In weiteren Nachfolgekonferenzen wurden einzelne Handlungsbereiche der Ottawa-Charta spezifiziert. (vgl. http://www.gesundheitliche-chancengleichheit.de/?uid=9e267471059014422dd57bbbd024029b7&id=Seite3641, 2008)

-Ziele Gesundheitsförderung-

Gesundheitsförderung zielt auf einen Prozess, allen Menschen ein höheres Maß an Selbstbestimmung über ihre Gesundheit zu ermöglichen und sie damit zur Stärkung ihrer Gesundheit zu befähigen. Um ein umfassendes körperliches, seelisches und soziales Wohlbefinden zu erlangen, ist es notwendig, dass sowohl einzelne als auch Gruppen ihre Bedürfnisse befriedigen, ihre Wünsche und Hoffnungen wahrnehmen und verwirklichen sowie ihre Umwelt meistern bzw. verändern können. In diesem Sinne ist die Gesundheit als ein wesentlicher Bestandteil des alltäglichen Lebens zu verstehen und nicht als vorrangiges Lebensziel. Gesundheit steht für ein positives Konzept, das in gleicher Weise die Bedeutung sozialer und individueller Ressourcen für die Gesundheit betont wie die körperlichen Fähigkeiten. Die Verantwortung für Gesundheitsförderung liegt deshalb nicht nur bei dem Gesundheitssektor sondern bei allen Politikbereichen und zielt über die Entwicklung gesünderer Lebensweisen hinaus auf die Förderung von umfassendem Wohlbefinden hin. (vgl. Lobnig Hubert et al., 1999, S. 10-13)

3.2 Was macht gesund?

Auf der Basis der Analyse von zahlreichen empirischen Untersuchungen entwickelte ANTONOVSKY (1987, 1996) das Modell der Salutogenese. Als die drei zentralen Faktoren für das Gesundbleiben auch unter schwierigen Bedingungen identifizierte er:

Comprehensibility: Anforderungen und Belastungen sind vorhersehbar und lassen sich einordnen;

Manageability: Möglichkeiten der Einflussnahme auf Entwicklung und Ereignisse sind gegeben;

Mesaningfulness: Es besteht die Möglichkeit unter Belastungen individuelle oder gemeinsame Ziele anzustreben oder auch sie zu erreichen.

ANTONOVSKY fast diese Faktoren als „sense of coherence" zusammen, das eine gewisse immunisierende Wirkung gegenüber Gesundheitsgefährdungen oder Belastungen darstellt.

Das Gesundheitsförderkonzept der WHO greift das Konzept der multifaktorellen Genese von Krankheit auf, das in der modernen Wissenschaft mittlerweile weit verbreitet ist. BANDURA (1993), kehrt die Blickrichtung um: Es geht primär um die Entstehung von Krankheit. Konzeptionell bedeutet dies, dass jene Faktoren ins Blickfeld kommen, die Voraussetzungen für die Erzeugung und Erhaltung von Gesundheit sind. NOACK (1996) faßt in einer Übersicht über Stand der gesundheitswissenschaftlichen Forschung zur Frage, wie Gesundheit entsteht, solche salutogenen oder Ressourcen zusammen. Neben Bedingungen und Ressourcen auf der gesellschaftlichen und sozialen Ebene sind die konkreten Lebensbedingungen aber auch die individuellen Potentiale und Begrenzungen bedeutsam. (vgl. Lobnig Hubert et al, 1999, S. 10-13)

3.3 Der Settingansatz der Gesundheitsförderung

Mit der großen Bedeutung der Ottawa-Charta den Lebensstilen und Lebensweisen im Unterschied zu Krankheit oder Gesundheit als Status zukommt, wurde eine grundsätzliche Neuorientierung in der Gesundheitsförderung eingeführt.

Als eine Folge dieser Neuorientierung sollte Gesundheitsförderung direkt auf die Gestaltung von Lebensräumen und Lebenskontexten abzielen. Dementsprechend wird Gesundheitsförderung in abgegrenzten sozialen Systemen, also in regionalen

Einheiten wie Städten oder Gemeinden oder Organisationen- wie Krankenhäusern, Schulen oder Betrieben – durchgeführt.
Als Bezeichnung für diese Stratiegie wurde von der WHO der Begriff „Setting-Ansatz" geprägt (Klickbusch 1993; Grossmann, Scala 1994), in der Theorie der Gesundheitsförderung wurde für diesen Ansatz auch der Terminus „Organisational Model" (Baric 1994) vorgeschlagen.

Gesundheitsförderung in sozialen Settings durchzuführen bedeutet, Interventionen nicht primär an personenbezogenen Veränderungen zu orientieren (Wissen, Normen, Werte, Präferenzen), wie dies der Lebensstil-Ansatz der Gesundheitsförderung vorsieht. Der organisationsbezogene Ansatz legt vielmehr nahe, dass Gesundheitsförderung auf eine Gestaltung sozialer Systeme im Sinne der Zielsetzungen und Prinzipien der Gesundheitsförderung orientiert ist.

Ein zentrales Anliegen des Setting-Ansatzes ist die gesundheitsfördernde Gestaltung sozialer Systeme. Die Interventionen zielen auf eine Veränderung regionaler Settings (Regionalentwicklung) und/oder sozialer Settings (Organiationsentwicklung) ab, mit dem Ziel einer Erweiterung von Optionen, die den Individuen gesundheitsfördernde Entscheidungen oder Lebensweisen erleichtern.
(vgl. Lobnig Hubert et al., 1999, S. 10-13)

3.4 Gesetze und Leitlinien

Prävention und Gesundheitsförderung sollen nach den Vereinbarungen des Koalitionsvertrags vom November 2005 zu einer eigenständigen Säule des Gesundheitswesens mit einem Präventionsgesetz ausgebaut werden. Es sollen Krankheiten und ihre Folgen verhütet und dadurch Lebenserwartung und Lebensqualität der Bevölkerung gesteigert werden. Zum Spektrum der Präventionsinstrumente, die im Fünften Sozialgesetzbuch verankert sind und von den gesetzlichen Krankenkassen finanziert werden, zählen Schutzimpfungen, Gesundheits- und Krebsfrüherkennungsuntersuchungen, die Zahnprophylaxe, die betriebliche Gesundheitsförderung sowie Angebote der primären Prävention für Krankenversicherte.
Seit den 1990er Jahren nimmt eine wachsende Zahl von Menschen in Deutschland die bestehenden Präventionsangebote in Anspruch. So steigen die Raten bei Schutz- und Grippeimpfungen ebenso wie die Teilnahmequoten bei Gesundheits-

und Krebsfrüherkennungsuntersuchungen. Auch die Inanspruchnahme der zahnärztlichen Individualprophylaxe hat sich seit ihrer Aufnahme in den Leistungskatalog der gesetzlichen Krankenversicherung im Jahr 1991 deutlich erhöht.

Gleichwohl wird weiterhin nur ein Bruchteil der Bevölkerung durch die vorhandenen Angebote erreicht. Generell sind Männer weniger an Prävention und Gesundheitsförderung interessiert als Frauen. Männer lassen sich vor allem dann für Präventionsmaßnahmen gewinnen, wenn diese keinen zusätzlichen Aufwand mit sich bringen und beispielsweise am Arbeitsplatz oder bei einem ohnehin stattfindenden Arztbesuch erfolgen.

Zudem fragen Menschen in sozial benachteiligter Lage Präventionsangebote weniger nach als Angehörige der oberen Sozialschicht. Dies könnte mit schichtspezifischen Zugangsbarrieren ebenso wie mit Informationsdefiziten zu tun haben. Neben einem höheren Gesundheitsbewusstsein in der Bevölkerung sind strukturelle Verbesserungen im Gesundheitswesen erforderlich.

Die zahlreichen Präventionsangebote müssen alle sozialen Schichten erreichen und von den Anbietern besser koordiniert und vernetzt werden. Defizite bestehen zudem in der Präventionsforschung, die beispielsweise klären soll, welche Wirksamkeit oder welchen ökonomischen Nutzen bestimmte Präventionsmaßnahmen im Einzelnen besitzen.

Verbesserungen der Gesundheitsreform 2007

Mit dem Gesetz zur Stärkung des Wettbewerbs in der gesetzlichen Krankenversicherung (GKVWSG) wird der gleichberechtigte Zugang für alle Bürger-innen zu einer hochwertigen medizinischen Gesundheitsversorgung gewährleistet. Die überwiegend am 1. April 2007 in Kraft getretenen Regelungen zeigen bereits Wirkung. (Armuts- und Reichtumsbericht der Bundesregierung, 2008, S. 208)

SGB V § 20 (1) Prävention und Selbsthilfe

Die Krankenkasse soll in der Satzung Leistungen zur primären Prävention vorsehen, Leistungen zur Primärprävention sollen den allgemeinen Gesundheitszustand verbessern und insbesondere einen Beitrag zur Verminderung sozial bedingter

Ungleichheit von Gesundheitschancen erbringen. Die Spitzenverbände der Krankenkassen beschließen gemeinsam und einheitlich unter Einbeziehung unabhängigen Sachverstandes prioritäre Handlungsfelder und Kriterien für Leistungen, insbesondere hinsichtlich Bedarf, Zielgruppen, Zugangswegen, Inhalten und Methodik.

Präventionsgesetz (in Vorbereitung)

Das "Gesetz zur Stärkung der gesundheitlichen Prävention" soll die Vorsorge im Gesetz verankern. Im Mai 2005 scheiterte der von SPD und Grünen eingebrachte Gesetzentwurf im Bundesrat und soll nach erfolgter Regierungsbildung in überarbeiteter Form erneut eingebracht werden.

Gesetz zur Modernisierung des Gesundheitswesens

- Am 01. Januar 2004 trat das Gesetz zur Modernisierung der gesetzlichen Krankenversicherung (GKV-Modernisierungsgesetz) in Kraft.

Internationale Leitlinien

- Im August 2005 fand in Bangkok die 6. Weltkonferenz zur Gesundheitsförderung statt. Unter dem Konferenzmotto "Policy and Partnership for Action: Determinants of Health" wurde die Tradition der Konferenzen von Ottawa (1986), Adelaide (1988), Sundsvall (1991), Jakarta (1997) und Mexiko-City (2000) fortgeführt.

- Erste Internationale Konferenz zur Gesundheitsförderung 1986 in Ottawa. Die Charta ruft auf zu aktivem Handeln für das Ziel "Gesundheit für alle bis zum Jahr 2000" und darüber hinaus.

(vgl. http://www.gesundheitliche-chancengleichheit.de
/?uid=9e26747105901442dd57bbbd024029b7&id=Seite36)

4. Gesundheitliche Lage der Migranten in Deutschland

Für Menschen, die erst seit kurzem in Deutschland leben, ist es oftmals schwer nachzuvollziehen, wie das deutsche Gesundheitssystem funktioniert. Man weiß oft nicht, ob und wie man sich krankenversichern kann und wer im Falle von drohender oder vorhandener Krankheit die Behandlungen durchführen kann. Unklar ist häufig auch, wer für die Behandlungsleistungen aufkommt, wann der Patient Anspruch auf Versorgungsleistungen hat und wann nicht.

Es ist aber erforderlich, dass Migranten möglichst frühzeitig, d.h. gleich zu Beginn ihres Aufenthalts in Deutschland zu präventiven Angeboten und gesundheitsfördernden Lebensweisen informiert werden. Am Anfang des Aufenthalts in einem neuen Land durchlaufen die Zuwanderer eine Orientierungsphase (Sluzki 2001), die für die späteren persönlichen Entwicklungen von entscheidender Bedeutung ist. Migranten sind in dieser Phase sehr aufnahmefähig, motiviert und neugierig.

Um Migranten mit Präventionskonzepten und -strategien zu erreichen und erfolgreich Krankheiten zu vermeiden oder deren Fortschreiten zu verhindern, müssen darüber hinaus die Besonderheiten dieser Zielgruppe beachtet und hinterfragt werden.

Die Heterogenität der Zielgruppe sowie ihre kulturell bedingten unterschiedlichen Vorstellungen zu Prävention erschweren den Zugang. Zudem bestehen besondere Zugangsbarrieren für Migranten zum deutschen Gesundheitssystem und seinen Präventionsangeboten. Dazu gehört, die Lebenslage geprägt z.B. durch Bildungs- und Aufenthaltsstatus, Sprachkompetenz, kulturelle Hintergründe, Integrationsgrad und psychologische Migrationsphasen – und die teilweise eingeschränkte Rechtsansprüche auf gesundheitliche Versorgung. Bei Asylbewerbern kommen die zuständigen Kostenträger zwar für Leistungen (z. B. Zahnarztkosten) auf, die akuten Behandlungsbedarf erfordern, nicht jedoch für präventive Maßnahmen.

Migranten haben dementsprechend Schwierigkeiten, ihre Gesundheit und die vorhandenen Angebotsstrukturen des deutschen Gesundheitswesens angemessen für Behandlung und insbesondere für Prävention zu nutzen.

Migration und Gesundheit ist in vielen Ländern Europas, also auch in Deutschland, ein wichtiges Thema.

Die Migrantenzahl in der Bundesrepublik Deutschland beträgt 10,5 Mio. Bürger. Bei einem Bevölkerungsanteil von 12,9 % hat also jeder achte Bürger einen

Migrationshintergrund. Natürlich stellen die Migranten eine heterogene Gruppe dar, es handelt sich sowohl um Menschen mit hohem als auch niedrigem Sozialstatus, manche sind politisch verfolgt, andere verlassen ihre Heimat auf Grund der für sie existenzbedrohenden wirtschaftlichen Situation.

Meist jedoch befinden sich die Migranten nicht in der gleichen Ausgangslage wie die Mitbürger des Aufnahmelandes. Oft kommen sie aus ärmeren Regionen der Welt, hatten weniger Zugang zu Bildung oder ihre Abschlüsse werden im Einreiseland nicht anerkannt. Darüber hinaus verfügen sie in der Regel nicht über vergleichbare finanzielle Ressourcen. Sie sind größtenteils nicht in der Lage, die Majoritätssprache zu verstehen und auch die Kultur des Gastlandes ist ihnen fremd. (vgl. Mashkoori K. et al., 1998)

4.1 Ursachen der Barrieren des Gesundheitswesens und den Migranten

Bei den in Deutschland lebenden Migranten lassen sich neben der Sprache und den kulturellen Hintergründen als Zugangsbarrieren zum Gesundheitswesen oft weitere erkennen. Zum Beispiel ist das Gesundheitssystem im Herkunftsland oftmals anders organisiert und aufgebaut.

Prävention spielt in vielen Regionen eine untergeordnete Rolle. Deshalb ist dieses Thema für Migranten in vielen Fällen nicht von herausragender Bedeutung und kulturell nicht immer nachvollziehbar.

Darüber hinaus bringt das Leben in einer fremden Kultur viele psychische und soziale Veränderungen mit sich. Die Migranten sind erheblichen gesundheitlichen Dauerbelastungen ausgesetzt, die weitestgehend durch ihren sozialen Status bedingt sind. Erscheinungen wie eine hohe Betroffenheit von Arbeitslosigkeit, mangelnde soziale Integration und geringe Bildungschancen wirken sich negativ auf den Gesundheitszustand aus.

Zahlreiche Studien belegen Fehlernährung und eine geringere Durchimpfungsrate bei ausländischen Kindern.

Darüber hinaus gibt es einen hohen Anteil an Rauchern bei männlichen ausländischen Jugendlichen und Erwachsenen. Diese gesundheitsschädigenden Faktoren könnten reduziert werden, wenn Maßnahmen der Gesundheitsförderung und Prävention die Zielgruppe der Migranten erreichen würden. Entsprechende Programme müssten inhaltlich wie organisatorisch bedarfsorientiert an den Lebenswelten dieser Zielgruppen ansetzen.

Obwohl für die Mehrzahl der Bürger Deutschlands formal gleiche Rechte bezüglich der Inanspruchnahme von Leistungen des Gesundheitswesens bestehen, garantiert dies eben doch nicht das gleiche Nutzungsverhalten bei allen Bevölkerungsgruppen. (vgl. Mashkoori K. et al., 1998)

4.2 Argumente für migrantenorientierte Prävention

Die Tatsache, dass Deutschland seit vielen Jahren ein Zuwanderungsland ist, wurde in der Vergangenheit nicht genügend beachtet. Die Zielgruppe der zugewanderten Bevölkerung mit ihren Besonderheiten wurde von den Institutionen des Gesundheitswesens nicht hinreichend wahrgenommen.
Spezielle Versorgungsbedarfe der Migranten und bestehende Versorgungslücken werden kaum thematisiert und berücksichtigt Zusätzlich fehlen den meisten Fachkräften im Gesundheitswesen migrationsspezifisches Wissen und diesbezüglich auch Angebote in Aus-, Fort- und Weiterbildung, was die interkulturelle Öffnung des Gesundheitswesens wiederum nachhaltig erschwert. (vgl. Collatz, J., 2001, S. 52-63)

Die mangelnde interkulturelle Kompetenz im Gesundheitswesen könnte sich in Zukunft auch als Standortnachteil für Deutschland entwickeln, da Migration sich nachweislich vorteilhaft auf die Wirtschaft und soziale Sicherungssysteme ausgewirkt hat. Die Ursachen dafür liegen unter anderem darin, dass eine Mehrzahl der Migranten junge Leute sind, die so schnell wie möglich Arbeit suchen und dabei auch ungünstige Arbeitsbedingungen in Kauf nehmen. Durch die damit verbundene Möglichkeit, sich Konsumwünsche zu erfüllen, beleben sie die Nachfrage auf dem Markt und damit die Wirtschaft des Einreiselands. (vgl. Brucks U., 2001, S. 41-51)

Gesetzlich verankert ist die Gesundheitsförderung und Prävention für Migranten unter anderem im § 20 des SGB V. Demnach sollen die Leistungen der Gesetzlichen Krankenversicherungen im Rahmen der Primärprävention den allgemeinen Gesundheitszustand verbessern und sozial bedingte Ungleichheit von Gesundheitschancen verringern. Die gesellschaftliche Ausgrenzung von Personen mit besonderen Bedürfnissen auf Grund ihrer sozialen oder wirtschaftlichen Situation - und zu diesem Personenkreis gehören Migranten überwiegend - soll durch diese Maßnahme vermindert werden und ein ungehinderter Zugang zu bedarfsgerechter Versorgung ermöglicht sein. Spezielle Präventionsangebote für Migranten wären eine Möglichkeit, dieser Aufgabe nachzukommen. (vgl.: Jordan E.: Statement In: (Hrsg.): Gardemann J. et al, 2000, S. 20-27)

4.3 Erreichbarkeit der sozial benachteiligten Migranten durch Mediatoren

Eine Vielzahl der bisher initiierten Programme zur Gesundheitsförderung und Prävention hat die Gruppe der Migranten, und im Besonderen die Gruppe der sozial benachteiligten Migranten, nicht ausreichend erreicht. Dies liegt zum Teil daran, dass die Mehrheit der benachteiligten Migranten speziell dem Thema Gesundheit keine Beachtung geschenkt hat. Um die Erreichbarkeit der sozial benachteiligten Migranten zu erhöhen, wurde im Ethno-Medizinischen Zentrum Hannover das Konzept der Gesundheitsmediatoren entwickelt. Es handelt sich hierbei um eine primärpräventive Strategie, die Migranten den Zugang zu Hilfesystemen und gesundheitsrelevanten Themen ermöglichen soll. In einem ersten Schritt werden in der deutschen Gesellschaft gut integrierte Migranten zu so genannten Gesundheitsmediatoren ausgebildet. Dies bedeutet, dass ihnen von Experten Gesundheitswissen vermittelt wird. Dieses Wissen geben sie in migrantenspezifischen Präventionsveranstaltungen muttersprachlich und kultursensibel weiter. Auch diejenigen Migranten, welche durch kulturelle oder sprachliche Barrieren bisher über Präventionsmöglichkeiten und gesundheitliche Versorgung in Deutschland wenig wissen, können so informiert werden.

Mit den Gesundheitsmediatoren als „Keypersons“ und Kontaktpersonen zu den unterschiedlichen Bevölkerungsgruppen der Migranten besteht die Möglichkeit, gezielt Maßnahmen für diese Bevölkerungsgruppen umzusetzen. Durch diese frühzeitige Aufklärung der Zielgruppe und durch geeignete Interventionen zur Vermeidung von gesundheitlichen Defiziten lassen sich so auch Folgekosten reduzieren.

Bei der Umsetzung dieses Konzepts profitieren auch die Städte und Kommunen, da sie nun Migranten als Partner gewinnen und diese eine Brücke zwischen ihren Landsleuten und den Institutionen des Gesundheits- und Sozialwesens sein können.

Durch eine Projektevaluation sollen zudem Erkenntnisse über den Umgang mit Migranten und deren gesundheitliche Einstellungen zu Gesundheitsthemen erarbeitet werden. Dies ist notwendig, da es nach wie vor keine ausreichende Datengrundlage gibt, die den Gesundheitszustand und die Versorgungslage dieser Bevölkerungsgruppe dokumentiert. Auch wenn es viele Indikatoren dafür gibt, dass keine Chancengleichheit für Migranten beim Zugang zur gesundheitlichen

Versorgung besteht, existieren diesbezüglich kaum gesicherte Daten. So gibt es Wissenslücken zwischen den Zusammenhängen von Migration und Gesundheit, sowie sozialer Schichtzugehörigkeit und Gesundheit. (vgl.: Jordan E.: Statement In: (Hrsg.): Gardemann J. et al., 2000, S. 20-27)

5. Berichterstattung

5.1. Armuts- und Reichtumsbericht 2008

Nach dem neusten Armutsbericht der Bundesregierung 2008 sind 13 Prozent der Bundesbürger arm. Jeder vierte Bürger Deutschlands ist von Armut betroffen oder muss durch staatliche Leistungen "über Wasser gehalten" werden, damit er nicht in die Armut abgleitet. Vergleicht man die statistischen Zahlen des Armutsberichts mit den Zahlen der Vergangenheit, so ergibt sich, dass sich die Kluft zwischen Arm und Reich drastisch vergrößert hat. 13 Prozent der Menschen in Deutschland sind arm. Weitere 13 Prozent der Deutschen werden durch staatliche Sozialleistungen wie Kindergeld oder ALG II (Hartz IV) vor der Armut bewahrt. Reich ist nach der Definition, wer im Monat als Alleinstehender mehr als 3418 Euro netto verdient. Eine vierköpfige Familie ist reich, wenn sie mehr als 7178 Euro im Monat zur Verfügung hat. Arm ist nach der Definition der EU, wer als Alleinstehender weniger als 60 Prozent des mittleren Einkommens verdient; das sind z. Zt. 781 Euro Netto. Auch die Zahl derjenigen ist angestiegen, die trotz einer Arbeit auf Sozialleistungen angewiesen sind oder im Armutsrisikobereich leben. Diese Tatsache ist auf sehr niedrige Löhne zurückzuführen. Der Bundesarbeitsminister sieht hierin ein Argument für Mindestlöhne.

(vgl. http://www.sozialhilfe24.de/news/164/armutsbericht-der-bundesregierung-2008)

Lebenslagen von Personen mit Migrationshintergrund

2006 lebten in Deutschland 7,3 Mio. Ausländerinnen und Ausländer unter den 14,8 Mio. Personen mit Migrationshintergrund (knapp ein Fünftel der Gesamtbevölkerung). Schulische und berufliche Bildung, Erwerbsbeteiligung, Einkommenssituation, Gesundheit, Wohnen und Familienstrukturen sind entscheidend für ihre gesellschaftliche Integration. Fehlende schulische und berufliche Qualifikationen bzw. nicht anerkannte berufliche Abschlüsse, Sprachbarrieren, Branchenabhängigkeiten sowie unterschiedliches Erwerbsverhalten

sind Ursachen für die schwächere Einkommenssituation. 2005/2006 besuchten über 40% der ausländischen Jugendlichen die Hauptschule gegenüber nur knapp 15% der deutschen Jugendlichen. Fast die Hälfte der Deutschen (45%) besuchte ein Gymnasium; bei den ausländischen Schülerinnen und Schülern war dies nur jede/r Fünfte (21%). Rund 13% der Bevölkerung mit Migrationshintergrund verbleiben ohne Schulabschluss und damit deutlich häufiger als Deutsche ohne Migrationshintergrund mit rund 2%. Auf der anderen Seite haben Personen mit Migrationshintergrund etwa genauso häufig einen höheren Abschluss (Hochschul- und Fachhochschulreife). Der Zugang zum Arbeitsmarkt wird durch die unzureichende berufliche Ausbildung deutlich erschwert: 37% der Männer und knapp 50% der Frauen mit Migrationshintergrund besitzen im Alter ab 25 Jahren keine beruflichen Abschlüsse. Die schlechte Bildungs- und Ausbildungsbeteiligung spiegelt sich in der relativ hohen Arbeitslosigkeit sowie relativ geringen Erwerbsbeteiligungsquote wider. Es sind vor allem die jungen Erwachsenen mit türkischem Hintergrund sowie aus anderen ehemaligen Anwerberstaaten, die die größten Probleme beim Übergang in die Erwerbstätigkeit haben. In dieser Gruppe sind besonders große Anteile von weiblichen Nichterwerbspersonen anzutreffen. Seit 2006 profitieren aber auch Ausländer vom konjunkturellen Aufschwung. Im Dezember 2007 sank ihre Arbeitslosigkeit gegenüber dem Vorjahr um 76.000 (-12,8%).
Personen mit Migrationshintergrund sind auch häufiger einem Armutsrisiko ausgesetzt. Entsprechend hoch ist die Inanspruchnahme von Transferleistungen: Im Jahresdurchschnitt 2007 waren von rund 2,5 Mio. Arbeitslosengeld II-Beziehern rund 560.000 Ausländer und damit überproportional viele im Vergleich zu ihrem Bevölkerungsanteil von rund 10%. Bei den ab 65- jährigen ausländischen Männern bezog mehr als jeder zehnte Grundsicherungsleistungen (Deutsche 1,4%), bei den ausländischen Frauen ab 65 Jahren gut jede sechste (Deutsche 2,2%).

Für den Prozess der Integration ist die Familie ein wichtiger Faktor. Das Festhalten an traditionellen Familienformen kann zu Problemen für individuelle Entwicklungen und den sozialen Aufstieg einzelner Familienmitglieder führen, insbesondere für Frauen und hier geborene Kinder. Auch bei Kindern mit Migrationshintergrund ist die Abhängigkeit des Bildungserfolges von den Bildungsabschlüssen der Eltern feststellbar.

Sprachförderung für Kinder und Jugendliche als Voraussetzung für gelingende Integration wird zunehmend institutionenübergreifend und durchgängig für alle Bildungseinrichtungen konzipiert. Unterschiede im Gesundheitszustand zwischen Menschen mit und ohne Migrationshintergrund sind vor dem Hintergrund zu sehen, dass Migrantinnen und Migranten häufiger nachteiligen Lebens- und Arbeitsbedingungen ausgesetzt sind. Unterschiede im Gesundheitsverhalten gibt es schon bei Kindern und Jugendlichen: Sie treiben seltener Sport, ernähren sich ungesünder, sind häufiger übergewichtig und nehmen seltener an den Untersuchungen zur Früherkennung für Kinder teil als deutsche Gleichaltrige. (vgl. Armuts- und Reichtumsbericht der Bundesregierung, 2008, S.147)

5.2 Gesundheitsberichterstattung

Gesundheitsberichterstattung - was heißt das?

Gesundheitsberichterstattung (GBE) informiert über die gesundheitliche Lage und die gesundheitliche Versorgung einer Bevölkerung. GBE stellt die bestehende Situation dar, analysiert sie und leitet gesundheitspolitischen Handlungsbedarf ab. Damit bildet sie Grundlage und Ausgangspunkt des gesundheitspolitischen Regelkreises. Doch auch der weitere Gang der Gesundheitspolitik: Ableitung von Strategien und Maßnahmen sowie deren Umsetzung wird durch Gesundheitsberichterstattung begleitet. Mit der Bewertung des Erfolgs gesundheitspolitischer Maßnahmen (Evaluation) innerhalb der GBE schließt sich der Kreis. (vgl. http://www.loegd.nrw.de/gesundheitberichterstattung/frameset.html)

Migration und Gesundheit

Im Folgenden richtet sich das Interesse insbesondere auf die gesundheitliche Situation von Migranten und Migrantinnen, wobei auch auf spezifische Belastungen, gesundheitsrelevante Verhaltensgewohnheiten und Aspekte der Gesundheitsversorgung eingegangen wird. Dazu kann allerdings nur auf eine sehr eingeschränkte Datenlage zurückgegriffen werden. Auf kommunaler und regionaler Ebene wurden in den letzten Jahren zwar zunehmend Studien zur sozialen und gesundheitlichen Lage von Migranten durchgeführt, es fehlt aber nach wie vor an verlässlichen bevölkerungsbezogenen Daten.

Wenn Migranten und Migrantinnen in amtlichen Statistiken ausgewiesen sind, so handelt es sich dabei meist um Ausländer bzw. Ausländerinnen, d.h. um Menschen, die eine andere als die deutsche Staatsangehörigkeit besitzen. Wichtige Routinedaten, wie z. B. die veröffentlichten Statistiken der meisten Krankenkassen, enthalten zumeist keine Angaben zur Nationalität oder dem Migrationsstatus.

Neben migrantenspezifischen Erhebungsinstrumenten und Feldzugängen lässt sich dies auch anhand der Stichprobengenerierung (Überrepräsentation der größten Ausländergruppen, gesonderte Zuwandererstichprobe) belegen. Aussagen über die soziale und gesundheitliche Situation von Ausländern und Ausländerinnen sind außerdem anhand des Mikrozensus sowie der Daten einzelner Krankenkassen und amtlicher Statistiken möglich. (vgl. Lampert T. et al, 2005, S. 127-134)

Gesundheitliche Situation von Migranten und Migrantinnen

Wenn nach Zusammenhängen zwischen Migration und Gesundheit gefragt wird, sind vor allem drei Aspekte von Bedeutung. Zunächst spielt die soziale Ungleichheit eine Rolle: Viele Migranten und Migrantinnen sind den Risiken, die ein niedriger Sozialstatus mit sich bringt, ausgesetzt. Außerdem treten sprachliche Barrieren und kulturelle Unterschiede im Gesundheits- und Krankheitsverständnis auf, die auch im Zusammenhang mit der gesundheitlichen Versorgung zum Trage kommen. Migration ist nicht zuletzt ein Lebensereignis, das die individuelle Biografie sowie die Familienentwicklung über mehrere Generationen prägt. Spezielle psychosoziale Belastungen im Zuge der Migration sind z. B. Trennung von der Familie, Diskriminierung oder unklarer Aufenthaltsstatus
(vgl. Razum O., Geiger I., 2003, S. 686–692).

Krankheiten und Krankheitsfolgen

Auskunft über die Verbreitung von Krankheiten und Unfallverletzungen erteilt u. a. die alle vier Jahre durchgeführte Mikrozensus-Zusatzerhebung zur Gesundheit. Anhand der Daten aus dem Jahr 1999 lassen sich nur geringe Unterschiede zwischen Deutschen und Nicht-Deutschen belegen: In der Gruppe der 20- bis 29-Jährigen waren 6,2 % der deutschen und 6,7 % der nicht-deutschen Männer zum

Erhebungszeitpunkt krank oder unfallverletzt; bei Frauen betragen die entsprechenden Anteile 6,7 % und 5,7 %. Im Altersgang nehmen Krankheiten und Unfallverletzungen bei deutschen und ausländischen Männern und Frauen zu. Bei Frauen treten auch im fortgeschrittenen Alter nur schwache Unterschiede zutage, wohingegen deutsche Männer etwas häufiger als ausländische Männer von Krankheiten und Unfallverletzungen betroffen sind (19,7 % gegenüber 15,6 %).

Eine Auswertung der BKK-Arbeitsunfähigkeitsdaten für 1997 spricht dafür, dass ausländische und insbesondere türkische Versicherte eine höhere Arbeitsunfallrate als deutsche Versicherte haben. Dies ist vor dem Hintergrund zu sehen, dass ausländische Beschäftigte häufiger in Bereichen tätig sind, in denen Unfallrisiken kumulieren, z. B. Landwirtschaft und Bauhauptgewerbe. Außerdem ist die oftmals schwierige Verständigung eine wesentliche Unfallursache. Damit sind nicht nur geringe Deutsch oder Technikkenntnisse gemeint, die dazu führen können, dass gefährdete Personen warnende Zurufe falsch oder zu spät verstehen, sondern auch die mangelnde Unterrichtung über Gefahren und über Arbeitsschutzmittel sowie die unzureichende Einweisung in die Arbeitstätigkeit und die Handhabung der Arbeitsgeräte. Bei tödlich verlaufenden Arbeitsunfällen ist aber laut Arbeitsunfallstatistik keine überproportionale Beteiligung von ausländischen Beschäftigten festzustellen. Im Unterschied zu Arbeitsunfällen sind Berufskrankheiten eine Spätfolge von gesundheitlich belastenden Arbeitsbedingungen.

Die langen Latenzzeiten dieser Krankheiten führen dazu, dass sie vor allem bei langjährig Beschäftigten zu beobachten sind. Fehlende Berufsjahre bestimmter Migrantengruppen könnten ein Grund dafür sein, dass ausländische Arbeitnehmer insgesamt von Berufskrankheiten nicht überproportional betroffen sind und seltener an einer Berufskrankheit versterben. Für türkische Versicherte gilt aber, dass das relative Risiko, eine Berufskrankheit zu erleiden, im Vergleich zum Risiko aller sozialversicherungspflichtig Beschäftigten erhöht ist und auch das Risiko, wegen der Berufskrankheit vorzeitig verrentet zu werden, über dem Durchschnitt liegt.

Gemessen an Arbeitsunfähigkeitsfällen sind nicht-deutsche im Vergleich zu deutschen Arbeitnehmern häufiger und länger krank. Gemäß dem Bundesverband der Betriebskrankenkassen entfielen im Jahr 1997 auf je 100 deutsche Versicherte

118,9 (auf Vollzeitbeschäftigte standardisierte) AU-Fälle mit durchschnittlich 14,2 AU-Tagen je Fall, während für Nicht-Deutsche 157,7 Fälle mit durchschnittlich 16,7 AU-Tagen je Fall verzeichnet wurden (BKK-Bundesverband 1997). Hinsichtlich der Verteilung nach Wirtschaftszweigen sind die Unterschiede bei den qualifizierten Dienstleistungen (Banken, Versicherungen, fachliche Dienstleistungen) gering; verarbeitende Branchen liegen im Mittelfeld. Besonders große Unterschiede finden sich in den öffentlichen Verwaltungsbetrieben. Bezogen auf die einzelnen Berufe ist sowohl bei den deutschen als auch bei den ausländischen Versicherten ein Qualifikationsgefälle sichtbar, in allen Berufen bleibt jedoch ein Abstand zu Ungunsten der nicht-deutschen Versicherten erhalten.

Als spezifisches Gesundheitsproblem von Migranten und Migrantinnen sind Infektionserkrankungen zu sehen, die oftmals bereits im Herkunftsland erworben und dann nach Deutschland importiert werden. Beispiele für nach wie vor oder sogar zunehmend bedeutsame Krankheiten sind Tuberkulose bei Zuwanderern aus osteuropäischen Ländern sowie HIV/AIDS bei Zuwanderern aus afrikanischen Ländern. (vgl. Lampert T. et al, 2005, S. 127-134)

Subjektive Gesundheit bei Migranten

Gesundheitsbezogene Einstellungen, Orientierungen und Bewertungen sind im hohen Maße kulturell geprägt. Deshalb sollte neben Krankheiten und Beschwerden auch die Selbstwahrnehmung der Gesundheit betrachtet werden, um die gesundheitliche Situation von Migrantinnen und Migranten zu beschreiben. Das Sozio-oekonomische Panel lässt unter anderem Aussagen über die Zufriedenheit mit der Gesundheit – gemessen auf einer Skala von 0 (sehr unzufrieden) bis 10 (sehr zufrieden) – zu. stellt Mittelwerte für die Jahre 1984, 1992 und 2000 dar und ermöglicht den Vergleich zwischen Deutschen, Zuwanderern aus der Türkei und Zuwanderern aus anderen Herkunftsländern.

Die Zufriedenheit mit der Gesundheit nimmt in allen Gruppen mit zunehmendem Alter ab. Unterschiede zwischen Deutschen und Migranten treten ab dem Alter 40 Jahre zutage und sind bei den 65-Jährigen und Älteren noch stärker ausgeprägt als bei den 40- bis 65-Jährigen. Legt man die Daten für das Jahr 2000 zugrunde, dann sind sowohl die Zuwanderer aus der Türkei als auch die Zuwanderer aus anderen Herkunftsländern mit ihrer Gesundheit unzufriedener, während sich anhand der

Daten für die Jahre 1984 und 1992 lediglich eine stärkere Beeinträchtigung für die türkischen
Zuwanderer belegen lässt. (vgl. Lampert T. et al, 2005, S. 127-134)

Gesundheitsverhalten von Migranten und Migrantinnen

Zur Beschreibung des Gesundheitsverhaltens von Zuwanderern kann auf den Mikrozensus zurückgegriffen werden. Die ersten Auswertungen der Daten aus dem Jahr 2003 zeigen, dass ausländische im Vergleich zu deutschen Männern deutlich öfter Raucher sind. In der Gruppe der 20- bis unter 60- Jährigen rauchen 46,8 % der nicht-deutschen gegenüber 39,7% der deutschen Männer. Bei den Frauen sind die Unterschiede insgesamt schwächer ausgeprägt. In der Tendenz zeigt sich aber, dass deutsche Frauen etwas häufiger als ausländische Frauen rauchen. Im Vergleich zu den Rauchprävalenzen im Jahr 1999 lässt sich feststellen, dass die beobachteten Trends anhalten.
Über den Gebrauch anderer psychoaktiver Substanzen liegen für Migranten und Migrantinnen kaum Erkenntnisse vor. Einen Anhaltspunkt liefert eine Studie bei 15- bis 24-jährigen Jugendlichen an Münchner Berufsschulen aus dem Jahr 1998. Unter dem Gesichtspunkt des gesundheitsriskanten Verhaltens wurden außer dem Rauchen auch der Alkoholkonsum und die Erfahrung mit illegalen Drogen erhoben.
Von den Berufsschülern und Berufsschülerinnen trinkt die Mehrheit Alkohol; lediglich ein Viertel gab an, nie alkoholische Getränke zu konsumieren. Bei Migranten/ Migrantinnen liegt der Anteil der »Abstinenten« mit 50,1 % deutlich höher als bei den deutschen Berufsschülern und -schülerinnen mit 19,5%.
Mit der Dauer des Aufenthalts in Deutschland geht allerdings eine Angleichung der Konsumgewohnheiten einher: Migranten und Migrantinnen, die in Deutschland geboren und aufgewachsen sind, trinken häufiger alkoholische Getränke als selbst zugewanderte Jugendliche. Dass junge Frauen im Vergleich zu jungen Männern weniger Alkohol konsumieren, lässt sich in allen Untersuchungsgruppen feststellen, kommt bei Migranten und Migrantinnen aber noch deutlicher zum Ausdruck als bei Deutschen (Dill et al. 2002).
Auch der Konsum illegaler Drogen wird in der Münchner Berufsschulstudie von deutschen Jugendlichen häufiger bejaht als von Jugendlichen mit Migrationshintergrund: Etwa 43,2 % der deutschen Männer und 37,5 % der

deutschen Frauen gaben an, Erfahrungen mit illegalen Drogen zu haben. In der Gruppe der Migranten und Migrantinnen traf dies lediglich auf ein Viertel der Männer und knapp ein Fünftel der Frauen zu. Von den Migranten und Migrantinnen, die angaben, regelmäßig illegale Drogen zu konsumieren, ist wiederum der größte Teil in Deutschland geboren und aufgewachsen (Dill et al. 2002).

Auf Grund der kulturellen Unterschiede in den Ernährungsgewohnheiten ist von einer unterschiedlichen Betroffenheit von Übergewicht und Adipositas bei Migranten und Deutschen auszugehen. Vermutlich kommen dabei auch Unterschiede im Bewegungsverhalten, der Gewichtskontrolle und dem Körperselbstbild zum Tragen. Ausländische Frauen sind vergleichsweise häufiger übergewichtig oder adipös, wobei die größten Unterschiede im höheren Lebensalter beobachtet werden können: Von den 60-jährigen und älteren ausländischen Frauen sind 62,7 % übergewichtig oder adipös gegenüber 54,9 % der gleichaltrigen deutschen Frauen. Bei Männern zeigen sich in allen Altersgruppen lediglich geringe Variationen.

Diese ersten Ergebnisse des Mikrozensus 2003 bestätigen die Erkenntnisse, die bei einer detaillierten Analyse der Mikrozensusdaten von 1999 gewonnen wurden.
Der Mikrozensus erteilt darüber hinaus Auskunft über die Teilnahme an der Grippeschutzimpfung als einem wichtigen Indikator für die Inanspruchnahme präventiver Angebote. Im Jahr 2003 wurden in der Altersgruppe der 50-Jährigen und Älteren fast doppelt so viele deutsche Männer und Frauen wie Ausländer und Ausländerinnen geimpft (32,2 % vs. 18,6 %). Bei Kindern stellt sich dieses Verhältnis hingegen umgekehrt dar: 6,7 % (1999: 6,1 %) der deutschen und 9,9% (1999: 8,3 %) der ausländischen Kinder haben an der Grippeschutzimpfung teilgenommen.
Im mittleren Lebensalter zeigen sich diesbezüglich keine signifikanten Unterschiede.
Es wird deutlich, dass sich das Muster der Inanspruchnahme der Impfung zwischen 1999 und 2003 nicht wesentlich verändert hat.
Eine aktuelle Studie zur Teilnahme an Vorsorgeuntersuchungen, für die Eltern befragt wurden, die ihre Kinder zu den Schuleingangsuntersuchungen begleitet haben, zeigt bei Männern nur geringe Unterschiede auf, während deutsche Frauen häufiger als nicht-deutsche Frauen insbesondere die Krebsfrüherkennung und die zahnmedizinische Vorsorge in Anspruch nehmen.

Vorsorgeuntersuchungen während der Schwangerschaft werden von ausländischen Frauen inzwischen häufig wahrgenommen. Dennoch gibt es nach wie vor Lücken in der Versorgung schwangerer Ausländerinnen. Sie nutzen beispielsweise weitaus seltener als deutsche Frauen schwangerschaftsbegleitende Angebote, wie z.B. Geburtsvorbereitungskurse oder Schwangerschaftsgymnastik (BMFSFJ 2000).
(vgl. Zeeb H. et al., 2004, S. 76-84)

Diskussion

Die Lebenslage von Migranten und Migrantinnen ist durch zahlreiche Nachteile gekennzeichnet, was sich z. B. an einem niedrigeren beruflichen Qualifikationsniveau, schlechteren Zugang zum Arbeitsmarkt, geringeren Einkommen sowie einer stärkeren Abhängigkeit von Sozialhilfe festmache lässt.
Diese sozialen Nachteile korrespondieren mit gesundheitlichen Belastungen, so dass nicht verwundert, dass bestimmte Krankheiten und Beschwerden bei Migranten und Migrantinnen vermehrt vorkommen.
Ein Beispiel hierfür sind Arbeitsunfälle, da Arbeitsplätze von Migranten und Migrantinnen in stärkerem Maße durch Unfallgefahren charakterisiert sind. Bei Menschen, die selbst zugewandert sind, kommen soziale und psychosoziale Belastungen, die sich unmittelbar aus der Migrationserfahrung ergeben, hinzu. Gesundheitsunterschiede zwischen Migranten und Deutschen sind aber immer vor dem Hintergrund kultureller Besonderheiten und der sozialen wie gesundheitlichen Lage in dem jeweiligen Herkunftsland zu sehen. Dies wird besonders deutlich, wenn die Zuwanderung aus Ländern mit spezifischen Gesundheitsproblemen, wie z. B. einem hohen Vorkommen von HIV/AIDS in einigen afrikanischen Ländern, erfolgt.

Andererseits findet sich in einigen Herkunftsländern eine deutlich niedrigere kardiovaskuläre Morbidität und Mortalität. Aus diesem Grund lässt sich trotz der sozialen Benachteiligung und migrationsspezifischen Belastungen nicht generell von einer schlechteren Gesundheit ausgehen. Wenn Aussagen zur gesundheitlichen Situation von Migranten und Migrantinnen getroffen werden sollen, ist die große Heterogenität dieser Gruppe, z. B. in Bezug auf Nationalität, Sprache, ethnische, religiöse und soziale Zugehörigkeit sowie rechtlichen Status zu berücksichtigen.

Im Krankheitsfall werden Angebote der kurativen Medizin – mit Ausnahme der Notfallambulanzen – von Migranten und Migrantinnen ebenso häufig in Anspruch genommen, wie von Männern und Frauen ohne Migrationshintergrund (vgl. BMFSFJ 2000), was allerdings noch nichts über die Bedarfsangemessenheit und Qualität der Versorgung aussagt.
Präventive Angebote, z. B. Grippeschutzimpfung, Krebsfrüherkennung oder Zahnarztprophylaxe, erreichen Migranten und Migrantinnen deutlich seltener. Neben kulturellen und sprachlichen Barrieren spielt hierbei auch der rechtliche Status bestimmter Migrantengruppen eine Rolle (Razum, Geiger 2004). Im Sinne einer adäquaten Versorgung von Migranten und Migrantinnen im Rahmen des deutschen Gesundheitssystems spricht dies für die Notwendigkeit einer migrationsspezifischen Ausrichtung und flexiblen Anpassung der vorhandenen medizinischen und therapeutischen Infrastruktur an die Bedürfnisse ausländischer Patienten.

Eine wichtige Voraussetzung hierfür ist eine Verbesserung der gegenwärtigen Datenlage. Diese ist auch notwendig, um künftig umfassend und differenziert über die soziale und gesundheitliche Lage von Migranten und Migrantinnen berichten zu können. Möglich wird dies nur, wenn weit reichende Anstrengungen unternommen werden, um Migranten und Migrantinnen stärker als bisher in bevölkerungsrepräsentative Erhebungen einzubeziehen, ihren Status eindeutig zu erfassen, migrantenspezifische Themen zu erheben und geeignete, auf die verschiedenen Migrantengruppen abgestellte Instrumente zu entwickeln. Am Robert Koch-Institut werden hierzu derzeit methodische Standards entwickelt, die in den bundesweit durchgeführten Gesundheitssurveys wie auch in der Gesundheitsberichterstattung des Bundes umgesetzt werden sollen.
(vgl. Zeeb et al., 2004, S. 76-84)

Darüber hinaus ist aber auch im Hinblick auf andere Datenquellen, wie amtliche Statistiken oder Routinedaten der Kranken- und Rentenversicherungen, sicherzustellen, dass Migranten und Migrantinnen entsprechend ihres Anteils in der Bevölkerung repräsentiert sind.

6. Soziale Stadt und Gesundheitsförderung

Programm Soziale Stadt

Ein wichtiges Instrument zur Entwicklung benachteiligter Stadtteile ist das Städtebauförderungsprogramm Soziale Stadt. Dieses Bund-Länder-Programm ist auf die Verbesserung der Wohn- und Lebensbedingungen in Stadtquartieren gerichtet, die durch komplexe städtebauliche, wirtschaftliche und soziale Probleme belastet sind und die diese aus eigener Kraft nicht lösen können. Ziel ist, negative Entwicklungsprozesse und „Abwärtsspiralen" zu durchbrechen und eine Trendwende zur Stabilisierung und Aufwertung der Quartiere einzuleiten.

In den Fördergebieten des Programms Soziale Stadt werden daher – über die rein bauliche Erneuerung hinaus – in fachübergreifenden, integrativen Stadtentwicklungskonzepten Maßnahmen in allen Handlungsfeldern zusammengeführt. Dazu zählen die Bereiche Wohnen, Wohnumfeld, Wirtschaft und Beschäftigung, Integration, Bildungs- und Sozialpolitik. Zugleich werden die Handlungsressourcen aller Akteure im Quartier gebündelt und vorhandene Potenziale gestärkt. Ein aktives und aktivierendes Quartiersmanagement, das aus dem Förderungsprogramm finanziert wird, unterstützt diese Prozesse vor Ort.

Für das Programm wurden im Zeitraum 1999 bis 2007 rund 685 Mio. Euro Bundesfinanzhilfen bereitgestellt. Da der Bund grundsätzlich ein Drittel des Gesamtvolumens finanziert, standen zusammen mit den Mitteln von Ländern und Gemeinden insgesamt rund zwei Mrd. Euro zur Verfügung. Damit wurden rund 450 Programmgebiete in rund 300 Gemeinden gefördert.

(vgl. 3. Armuts- und Reichtumsbericht des Bundes, 2008, S. 215-216)

6.1 Handlungsfeld Gesundheit: bisher noch geringe Relevanz in der Programmumsetzung

In der vom Deutschen Institut für Urbanistik (Difu) im Rahmen der bundesweiten Programmbegleitung in den Programmgebieten durchgeführten Befragung wurden allerdings nur für 8,1 Prozent der Gebiete explizit *gesundheitliche Probleme* angegeben.

Damit gehört der Bereich Gesundheit zu den Schlusslichtern bei den Problemnennungen.

Als eine Ursache für die geringe Anzahl von Nennungen kann die mangelnde Aufmerksamkeit, die dem Thema Gesundheit in der traditionellen Stadterneuerung

entgegengebracht wird, angesehen werden. So wurde beispielsweise in einem vom Institut für Medizin-Soziologie des Universitätsklinikums Hamburg-Eppendorf durchgeführten Forschungsprojekt zu „Gesundheitsförderung, Bürgerbeteiligung und Stadtentwicklung“ untersucht, ob und inwieweit Gesundheitsbelange im Sanierungsgebiet Osterkirchenviertel in Hamburg-Altona eine Rolle spielen. Dabei zeigte sich, dass ein expliziter Gesundheitsbezug fast gänzlich fehlt.
Zudem wurden möglicherweise umweltbedingte Gesundheitsprobleme – wie beispielsweise das Gesundheitsrisiko Lärm – aufgrund des mehrheitlich stadtplanerischen Berufshintergrunds der Antwortenden teilweise den Problembereichen Umweltbelastungen und Defizite im Wohnumfeld zugeordnet.
Der tatsächliche Anteil gesundheitlicher Probleme in den Gebieten muss daher als deutlich höher eingeschätzt werden. (vgl. Trojan, A., 1998, S. 11-37)

Dies zeigen auch die Erfahrungen in den 16 Modellgebieten des Programms Soziale Stadt: in 14 dieser Gebiete wird Gesundheitsprobleme der Quartiersbevölkerung berichtet. Im Vordergrund stehen dabei gesundheitliche Probleme bei Kindern und Jugendlichen wie Übergewichtigkeit, Haltungsschäden, Atemwegserkrankungen, Karies, Allergien sowie motorische und Sprachentwicklungsstörungen. (vgl. Hock et al, 2001, S. 34ff.)
Die Symptome der gesundheitlichen Vernachlässigung von Kindern können, wie für das Modellgebiet Hamburg-Altona – Lurup konstatiert, bis zum Zustand der Verwahrlosung reichen: „In Gesprächen mit Mitarbeiterinnen und Mitarbeitern von Schulen, Kinderbetreuungseinrichtungen und Jugendeinrichtungen wurde wiederholt betont, dass Kinder – insbesondere nach Wochenenden – teils völlig ausgehungert sind“. (Breckner I. et al., 2002, S. 41)

Im Modellgebiet Berlin-Kreuzberg – Kottbusser Tor tritt dieses Problem noch offensichtlicher zutage: „Hungernde Menschen“, so das Quartiermanagement, „sind durchaus keine Seltenheit. Neben den erwachsenen Obdachlosen sind vermehrt Kinder aller Nationalitäten zu beobachten, die sich von achtlos weggeworfenen Essensresten ernähren“ (Beer/Musch, 2002). Darüber hinaus wird für rund ein Drittel der Modellgebiete über ausgeprägte Probleme in Zusammenhang mit Drogen und Sucht berichtet. Neben diesen sozial bedingten Gesundheitsgefahren werden für mehr als die Hälfte der Modellgebiete auch umweltbedingte Gesundheitsrisiken genannt, vor allem hohe Verkehrsbelastungen und damit verbundene Lärm- und Schadstoffemissionen sowie erhöhte Unfallrisiken. Besonders in den durch Altbau geprägten Gebieten ist zudem häufig eine quantitative und qualitative Unterversorgung mit Grün- und Freiflächen festzustellen, die zu einem ungünstigen Mikroklima und zu einem Mangel an Erholungsraum sowie an Spiel- und Bewegungsflächen für Kinder und Jugendliche führt. Anders als in den U.S.A. liegen für Deutschland noch kaum Untersuchungen vor, inwieweit diese umweltbedingten Gesundheitsrisiken Ausdruck einer sozialräumlich ungleichen Verteilung von Umweltbelastungen sind. (vgl. Maschewsky W. 2002, 38 f.)

Etwas mehr als ein Viertel der in der Difu-Befragung Antwortenden (28,8 Prozent) gibt an, dass im Programmgebiet *gesundheitsbezogene Maßnahmen und Projekte* durchgeführt werden. Auch wenn diese Zahlen verglichen mit der geringen Anzahl von Problemnennungen unerwartet hoch erscheinen, rangiert Gesundheit damit bei den Handlungsfeldern integrierter Stadtteilentwicklung an letzter Stelle.
Dabei wird die Relevanz des Handlungsfelds durch die Mitwirkung des Verwaltungsbereichs Gesundheit in der Programmumsetzung deutlich beeinflusst.
Soweit die kommunale Gesundheitsverwaltung bei der Erarbeitung des Integrierten Handlungskonzepts beteiligt war (in 43 von 187 Gebieten), erhöht sich der Anteil der Gebiete mit gesundheitsorientierten Maßnahmen auf rund 60 Prozent.
Der Querschnittscharakter des Handlungsfelds Gesundheit führt allerdings dazu, dass Maßnahmen in anderen Bereichen vielfach auch Gesundheitsbezug aufweisen. So dient eine Reihe von Maßnahmen in den Handlungsfeldern Umwelt, Verkehr sowie Wohnumfeld und öffentlicher Raum gleichzeitig dazu, umweltbedingte Gesundheitsrisiken zu mindern. Einen bedeutenden Beitrag zur Gesundheitsförderung
leisten auch viele Maßnahmen im Sportbereich.
Ebenso haben Beschäftigungsmaßnahmen gesundheitsfördernde Wirkung, da sie zu einer Verbesserung der ökonomischen Situation sowie des Selbstwertgefühls der Bewohnerinnen und Bewohner beitragen. (vgl. Junge-Reyer, 2000, S. 30–36)

Die Vermutung liegt jedoch nahe, dass diese mittelbar gesundheitsfördernden Wirkungen in anderen Handlungsfeldern häufig von den Akteuren nicht gezielt eingeplant werden, sondern eher nebenbei und unbeabsichtigt entstehen. Diese

Annahme wird unter anderem dadurch erhärtet, dass gesundheitsbezogene Maßnahmen nur von 2,3 Prozent der Antwortenden für besonders wichtig erachtet werden.
Dieses Ergebnis spiegelt die geringe Aufmerksamkeit wider, die das Thema Gesundheit bei den überwiegend städtebaulich und planerisch orientierten Programmverantwortlichen in den Kommunen genießt. (vgl. Newsletter zum Bund-Länder-Programm Soziale Stadt, Info 11, 2003, S. 3-4)

6.2 Soziale und gesunde Stadt

Weiß die Soziale Stadt von der Gesunden Stadt und die Gesunde Stadt von der Sozialen? Gesunde und Soziale Stadt sind eng verwandte Ansätze, die sich bisher noch einwenig fremd sind. Dabei liegt verstärkte Kooperation auf der Hand. Gesundheit erhöht Lebenschancen, Chancengerechtigkeit stärkt Gesundheit! Doch auch strategisch gibt es viele Gemeinsamkeiten. Beide Programme setzen auf Ganzheitlichkeit und Intersektoralität, arbeiten in vernetzten Strukturen; Aktivierung und Beteiligung von Bürgerinnen und Bürgern sind wesentliche Methoden.

Die zurzeit 57 bundesdeutschen Gesunden Städte wirken mit am Ziel, den höchstmöglichen Gesundheitszustand für alle Menschen zu erreichen, wie es in Artikel 1 der Verfassung der Weltgesundheitsorganisation heißt. Nahezu 20 Millionen Menschen leben hierzulande in Städten, die eine gesundheitsfördernde kommunale Gesamtpolitik durch die Förderung und Stärkung von Rahmenbedingungen und Kompetenzen für mehr Gesundheit gestalten.
Bereits vor über 100 Jahren (1901) wurde die „Philosophie" dieses Gesundheitsansatzes anschaulich in einem Hamburger Gesundheitsbericht beschrieben: „Denn es genügt nicht, eine Stadt für gesund zu bezeichnen, dass von 1000 Einwohnern nur 15 – 17 sterben, sondern es muss auch verlangt werden, dass die große Masse der 983 bis 985 Überlebenden sich wohl befindet und sich ihres Daseins erfreuen kann." Gesundheit und Lebensqualität sind gemeinschaftliche, sektorübergreifende Aufgaben, die auch von Entscheidungen und Planungen in den unterschiedlichen Politikfeldern abhängen. Die Zahl der Kommunen, die Gesundheit stärker auf ihre politische Tagesordnung setzen, wächst langsam, aber stetig.

Doch gemach – jede/r von uns weiß: der Weg zu kommunaler gesundheitsfördernder und sozialer Gesamtpolitik und zu integrierten Handlungskonzepten ist in der Theorie kürzer als in der Wirklichkeit. Vorsorgende, auf längere Zeit ausgerichtete Aufgaben werden schnell zurückgestellt, wenn im aktuellen Tagesgeschäft zügige Reaktionen erwartet werden oder Stelleneinsparungen und Haushaltskürzungen Krisenmanagement verlangen.

Umso mehr müssen jene Personen und Initiativen kooperieren, die diese vorsorgende Perspektive in der Kommunalpolitik stärken wollen.

Doch die Realität sieht häufig noch anders aus. Dass ihre Kommune nicht nur Gesunde Stadt ist, sondern auch ein Projekt der Sozialen Stadt umsetzt oder sich der Lokalen Agenda 21 angeschlossen hat, erfahren einige Akteure erst, wenn sie in ihrer Praxis buchstäblich übereinander stolpern. Ein Grund hierfür: Die Aufgaben werden einzelnen Fachressorts zugeordnet, zu denen sie auf den ersten Blick „gehören" („Gesunde Stadt den Gesundheitsämtern, Soziale Stadt den Stadtentwicklungs- oder Bauämtern"). Diese Zuteilungen entsprechen zwar der inneren Logik öffentlicher Verwaltungen, werden aber den sozialräumlichen Ansätzen nicht gerecht.

Das Programm der Sozialen Stadt hat dem der Gesunden Städte an politischer Durchsetzungskraft einiges voraus:

Bund und Länder stellen Finanzmittel zur Verfügung. Dieser Erfolg wird von den Akteuren der Gesunden Städte nicht ohne Neid, aber auch mit dem nötigen Respekt betrachtet. In Gesunden Städten sind gleichwohl durch kommunale Initiativen in den letzten Jahren verknüpfende oder vermittelnde Strukturen entstanden, die die kommunale Gesundheitsförderung organisieren.

Kommunale Gesundheitskonferenzen, Gesundheitshäuser oder Vernetzungs- und Beteiligungsbüros fördern den „Brückenschlag" zwischen Stadtämtern, Berufsgruppen, Bürgerinnen und Bürgern sowie Institutionen. Je besser diese Einrichtungen funktionieren, desto nachhaltiger entwickelt sich die kommunale Gesundheitsförderung.

6.3 Sozialraumanalyse für ein integriertes, interdisziplinäres Verständnis

In der gegenwärtigen Diskussion und Praxis von sozialer Stadterneuerung, Jugendhilfeplanung und Neuorganisation sozialer Dienste gewinnen Orientierungen am sozialen Raum zunehmend an Bedeutung. Das Kinder- und Jugendhilfegesetz (KJHG) formuliert an verschiedenen Stellen Aufträge für eine sozialräumlich ausgerichtete Analyse, Planung und Organisation von Leistungsangeboten und verweist im Konzeptbegriff „Lebensweltorientierung" ebenfalls auf räumliche Komponenten.

Bereits die erste Welle der Neuorganisation sozialer Dienste zielte mit deren Dezentralisierung auf eine auch räumlich effektivere Organisation. Im Rahmen der neuen Steuerungsmodelle wird mit dem „Sozialraumbudget" eine Ressourcensteuerung eingeführt, bei der öffentliche und freie Träger gemeinsam das – für den Hilfebereich in einem Sozialraum veranschlagte – Budget bewirtschaften sollen. Und mit dem Bund-Länder- Programm „Stadtteile mit besonderem Entwicklungsbedarf – die soziale Stadt" wird der Sozialraum zum Gegenstand von Analyse, Planung und Handlungsstrategien.

Es handelt sich insgesamt um recht unterschiedliche Zusammenhänge und Perspektiven, innerhalb derer die Begriffe „Sozialraum", „Sozialraumbezug" und „Sozialraumorientierung" zum Thema geworden sind. Die Professionalisierung von Berufsgruppen, die an stadträumlichen Definitions- und Interventionsprozessen beteiligt sind, hat im Laufe der vergangenen Jahrzehnte zu einer „Pluralisierung" des sozialräumlichen Verständnisses geführt.

Eine Integration verschiedener methodischer Konzepte ist bei empirischen Annäherungen an Sozialräume bisher kaum vorzufinden. Die Schnittstellen, über die ein integriertes interdisziplinäres Verständnis von Sozialräumen zu gewinnen ist, bleiben häufig unbeachtet, weil die Untersuchungen oft immer noch auf ein einzelwissenschaftliches Raumkonzept beschränkt werden.

Wir haben deshalb eine methodische Typologie für die Sozialraumanalyse vorgeschlagen, die diese monodisziplinären Einzelperspektiven zueinander in Bezug setzt. Dabei werden zwei *Typen der Sozialraumanalyse* unterschieden:

- *der gesamtstädtische Ansatz*, bei dem die Teilräume einer Stadt miteinander verglichen werden;
- *der ein städtisches Teilgebiet differenzierende*

Ansatz, bei dem sich das Interesse auf die inneren Strukturen und Qualitäten eines in der Stadt ausgewählten Raumes richtet. Diese komplexe Untersuchung kann auf mehrere Ebenen bezogen sein (Mehrebenenanalyse), indem die strukturelle Raumebene mit personalen Handlungsebenen verknüpft wird.

Beim *Typ I, dem gesamtstädtischen Ansatz,* wird in der Regel mit quantitativen Daten nach dem klassischen humanökologischen Modell der „Social Area Analysis" operiert, um in einer *gesamtstädtischen Analyse* besondere Teilräume zu identifizieren oder die städtischen Teilräume systematisch voneinander zu unterscheiden. Zur Beschreibung und Analyse werden im Allgemeinen Indikatoren und Merkmale aus der kommunalen Statistik herangezogen.
Auf der Basis dieser sozioökonomischen Indikatoren werden Strukturmuster gesucht, um urbane Teilräume auf der Ebene der Gesamtstadt signifikant voneinander abgrenzen zu können und dabei Stadtgebiete mit einem besonderen Handlungs- und Interventionsbedarf zu identifizieren.

Beim *Typ II, der Differenzierung eines Teilraumes nach innen*, werden sowohl quantitative als auch qualitative Datenprofile einbezogen. Wegen des Ziels, den Sozialraum tiefenscharf bis zu Lebenswelten der Bewohnerschaft zu durchdringen, kommt eine gemischte Methodologie (Methodenmix) zur Anwendung.
Deshalb weist der Typ II sowohl eine (a) strukturanalytische als auch eine (b) verhaltensanalytische Komponente auf. Drei aufeinander folgende Analyseschritte sind für diese Binnenorientierung kennzeichnend: erstens die physische Raumabgrenzung sowie Raumdefinition mit Methoden der Geographie und der Stadt-/Raumplanung, zweitens darauf Bezug nehmend quantitative Datenanalysen über eine Untergliederung von Verwaltungsräumen nach den methodischen Standards der quantitativen empirischen Sozialforschung und drittens die empirische Erfassung von individuell konstruierten Verhaltens- und Nutzungsräumen, deren methodische Grundlagen in den Sozialwissenschaften, in der (Sozial-) Pädagogik, aber auch in Architektur und Stadtplanung (z.B. Burano, Street Reading) entwickelt worden sind.

Die *qualitative Betrachtung von Raumstrukturen* eröffnet ein Verständnis vom *räumlichen Verhalten der Bewohnerschaft* und ihren *alltäglichen Nutzungsmustern.* Bei dieser tiefenscharfen Ausleuchtung eines Sozialraumes als „gelebte Struktur" wird der Blick vor allem auf drei räumliche Verhaltenskontexte gerichtet:
Als Erstes interessieren die *„Aktionsräume"* zwischen Wohnungen und Infrastrukturgelegenheiten sowie den Wegen dazwischen. Als Zweites sind

„*Lebenswelten*" in Gestalt der individuellen räumlichen Bezüge von Interesse, die in den Verhaltensweisen von Einzelnen und Gruppen regelmäßig vor kommen.

Die dritte Perspektive betrifft die Kennzeichnung räumlicher Bereiche durch „*Symbole*", aus denen sich der Zusammenhang von physischer Raumstruktur, sozialen Nutzungen und Bewohnerkulturen sowie der Historie des Ortes und soziokulturellen Mentalitäten bildhaft und kohärent erschließt. Im Zusammenspiel der skizzierten Ebenen wird die Vielschichtigkeit einer interdisziplinär integrierten Sozialraumanalyse deutlich. Sozialräume werden nicht nur auf Indikatoren reduziert, sondern werden in Schichten analysiert (siehe Abbildung).

Ebenen (Schichten) der Sozialraumanalyse

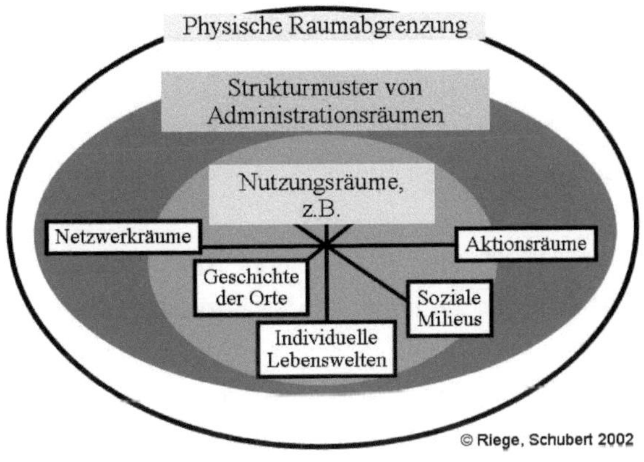

(vgl. Riege, M. Schubert, H., 2002, S. S. 7-58)

6.4 Gesundheitsförderung in Stadtteilen mit besonderem Entwicklungsbedarf

Armut und Gesundheit

Dass Armut ein erhebliches Gesundheitsrisiko darstellt und sozioökonomische Parameter wie Einkommen, beruflicher Status und Bildung in engem Zusammenhang mit gesundheitlich belastenden Lebensbedingungen, Gesundheitsverhalten sowie Gesundheitszustand stehen, ist schon lange bekannt und wird spätestens seit der Verabschiedung der Ottawa-Charta zur

Gesundheitsförderung durch die Weltgesundheitsorganisation im Jahr 1986 auch offensiv thematisiert. Menschen mit geringem Einkommen, niedriger beruflicher Stellung oder Bildung sterben in der Regel früher und leiden zudem häufiger an gesundheitlichen Beeinträchtigungen (vgl. Richter M., Hurrelmann K., 2006, S. 11)

Dieser Befund sozial bedingter gesundheitlicher Ungleichheiten wird durch Ergebnisse der aktuellen Gesundheitsberichterstattung des Bundes (RKI 2006, S. 83 ff.) und des bundesweiten Kinder- und Jugendgesundheitssurveys 2003-2006 (Hölling/Schlack 2006; Lampert/Starker/Mensink 2006) erneut bestätigt:

Krankheitsleiden wie Schlaganfall, chronische Bronchitis, Schwindel, Rückenschmerzen und Depressionen
werden durch eine sozial benachteiligte Lage begünstigt.

Knapp 50 Prozent der 20- bis 59- jährigen Arbeitslosen leiden unter gesundheitlichen Beschwerden,
bei den Erwerbstätigen der gleichen Altersgruppe sind es rund 30 Prozent.

Allein erziehende Mütter leiden vermehrt unter Bronchitis, Leberund Nierenleiden sowie psychischen Erkrankungen.

Essstörungen kommen bei 11- bis 17-Jährigen in der unteren Sozialschicht und in der Hauptschule fast doppelt so häufig vor wie in der oberen Sozialschicht bzw. im Gymnasium.

Kinder aus Familien mit niedrigem Sozialstatus und Migrationshintergrund üben zwei- bis dreimal seltener Sport in oder außerhalb eines Vereins aus. Zur Erklärung der sozial bedingten Ungleichheit von Gesundheitschancen werden derzeit vor allem folgende Ansätze herangezogen.

Materieller Erklärungsansatz: Hierbei wird davon ausgegangen, dass Menschen mit niedrigem sozioökonomischem Status nicht nur über geringere finanzielle Ressourcen verfügen, sondern auch eher in gesundheitsschädlichen Umwelten leben und arbeiten. Danach ist in erster Linie eine sozial ungleiche Verteilung materieller Lebensbedingungen (Einkommenssituation, Wohn- und Arbeitsverhältnisse) für gesundheitliche Ungleichheiten verantwortlich.

Psychosozialer Erklärungsansatz: Neben materiellen werden hier auch psychologische und psychosoziale Faktoren (z.B. schwaches soziales Netzwerk, kritische Lebensereignisse) als Gründe für gesundheitliche Ungleichheiten herangezogen. Gleichzeitig wird davon ausgegangen, dass nicht nur die psychosozialen Belastungen, sondern auch die Ressourcen zu deren Bewältigung ungleich verteilt sind.

Verhaltensbezogener Erklärungsansatz: Hierbei wird darauf abgestellt, dass es gesundheitsrelevante Verhaltensdifferenzierungen zwischen den verschiedenen Statusgruppen gibt und Personen mit niedriger Bildung sowie niedrigem beruflichem Status verstärkt ungesunde Verhaltensweisen wie Rauchen, Alkoholkonsum, ungesunde Ernährung oder körperliche Inaktivität aufweisen.
(vgl. Richter M., Hurrelmann K., 2006, S. 18 ff.)

Diese Erklärungsansätze verdeutlichen:
Die gesundheitsbezogenen Ungleichheiten haben sehr komplexe und vielschichtige Ursachen; keiner der Ansätze kann sie vollständig erklären, jeder trägt nur zu einer Teilerklärung des Phänomens bei. Die drei Ansätze stehen zudem untereinander in enger Beziehung.

Gesundheitliche Lage in den Programmgebieten

In Stadtteilen mit besonderem Entwicklungsbedarf leben überdurchschnittlich viele sozioökonomisch benachteiligte und damit arme Haushalte: Arbeitslose, Sozialhilfeempfängerinnen und -empfänger, Migrantinnen und Migranten, Alleinerziehende, kinderreiche Familien. Wegen dieser Konzentration von Armut und aufgrund des Zusammenhangs zwischen Armut und Gesundheitsbelastungen ist generell davon auszugehen, dass sich gesundheitliche Probleme in den Gebieten häufen. Diese durch bundes- und landesweite repräsentative Erhebungen zum Gesundheitszustand unterstützte Annahme ist jedoch bislang nur für wenige Gebiete mit konkreten quartiersbezogenen Daten unterlegt.
Eine hierfür erforderliche kleinräumige Gesundheitsberichterstattung fehlt in der Regel, da auf der Stadtteilebene kaum gesundheitsbezogene Daten verfügbar sind. Soweit in Ausnahmefällen stadtteilbezogene Gesundheitsberichte vorliegen, zeigt sich regelmäßig im gesamtstädtischen Vergleich, dass in benachteiligten Gebieten gesundheitliche Probleme überdurchschnittlich häufig auftreten. (vgl. Becker et al. 2006, S. 25 ff.)

Eine wichtige Grundlage für stadtteilbezogene Gesundheitsberichte stellen die Schuleingangsuntersuchungen dar.

Deren Ergebnisse sind einige der wenigen Gesundheitsdaten, die flächendeckend kleinräumig vorliegen. Demnach treten bei Kindern in benachteiligten Gebieten folgende Gesundheitsbeeinträchtigungen überdurchschnittlich häufig auf:

unbehandelte Karies oder Zahnextraktionen wegen Karies,
Übergewicht und Adipositas,
motorische Entwicklungsstörungen,
sprachliche Auffälligkeiten und Sprachstörungen,
psychische Auffälligkeiten, vor allem Verhaltens-, Hyperaktivitäts und emotionale Probleme,
Passivrauchexposition,
Nichtteilnahme an Früherkennungsuntersuchungen.

Neben den „harten“ Daten geben auch qualitative Daten in Form von Interviews und Expertengesprächen mit Mitarbeiterinnen und Mitarbeitern in Schulen, Kinderbetreuungseinrichtungen und Arztpraxen Hinweise auf den Gesundheitszustand von Kindern im Gebiet. Danach stellt auch Vernachlässigung – bis hin zum Zustand der Verwahrlosung – ein erhebliches Gesundheitsrisiko für viele Kinder in den benachteiligten Stadtteilen dar.

So wird immer wieder berichtet, dass Kinder in nicht wetterangepasster Kleidung in den Kindergarten und in die Schule kommen, dass Schulkinder ohne Frühstück zur Schule gehen und zu Hause kein warmes Mittagessen erhalten, dass manche Kinder insbesondere nach Wochenenden regelrecht ausgehungert sind. (vgl. Beer I., Musch R., 2002, S. 46)

Einfaches Modell zur Erklärung gesundheitlicher Ungleichheit

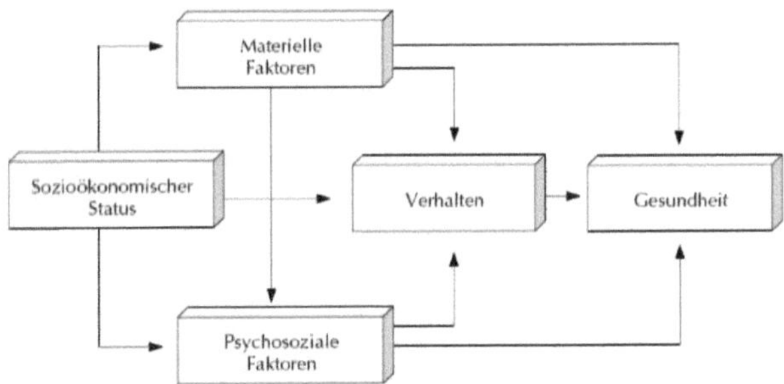

Quelle: Richter/Hurrelmann (2006), S. 20 (modifiziert nach Mackenbach 2006)

Neben individuellen sozialbedingten Gesundheitsproblemen existieren in den meisten Gebieten regelmäßig allgemeine umweltbedingte Gesundheitsrisiken und -belastungen. Hierzu zählen beispielsweise hohes Verkehrsaufkommen und damit verbunden erhöhte Lärm- und Schadstoffemissionen sowie erhöhte Unfallrisiken.
Aber auch quantitative und qualitative Defizite in der Grün- und Freiflächenausstattung verschlechtern vielerorts die gesundheitliche Lage, da sie mit einem Mangel an Erholungs-, Spiel- und Bewegungsflächen sowie einem ungünstigen Mikroklima einhergehen. Umweltbedingte Gesundheitsprobleme im Gebiet sind – im Gegensatz zu sozialbedingten – häufig in städtebaulich orientierten Untersuchungen und Studien, die als Basis für die Ausweisung als Programmgebiet erstellt werden, zumindest qualitativ kleinräumig erfasst und dokumentiert.
(vgl. Richter, M., Hurrelmann, K., 2006, S.20)

Gesundheit in der Programmumsetzung

Angesichts des Zusammenhangs zwischen Armut und Gesundheit und der hieraus resultierenden Konzentration entsprechender Probleme in benachteiligten Stadtteilen muss das Handlungsfeld Gesundheitsförderung zu den zentralen Anliegen des Programms Soziale Stadt gehören. So hebt auch die Bauministerkonferenz der Länder in ihrem „Leitfaden zur Ausgestaltung der Gemeinschaftsinitiative Soziale Stadt“ Gesundheitsförderung als ein Thema heraus, das für die Quartiersentwicklung in sozialen Problemgebieten an Bedeutung gewinnt.

Welche Rolle Gesundheit bei der Programmumsetzung derzeit tatsächlich spielt, erhellen aktuelle Umfrageergebnisse. Die Bundestransferstelle Soziale Stadt – angesiedelt beim Deutschen Institut für Urbanistik – hatte 2005/2006 im Auftrag des Bundesministeriums für Verkehr, Bau und Stadtentwicklung sowie des Bundesamtes für Bauwesen und Raumordnung ihre nunmehr dritte bundesweite Befragung in den Programmgebieten der Sozialen Stadt durchgeführt (Becker u.a. 2006).

Deren Ziel: das empirische Wissen über Umsetzung und Wirkungen des Programms Soziale Stadt zu aktualisieren. Adressaten waren – wie schon bei den Vorgängerumfragen in den Jahren 2000/2001 und 2002 – die kommunalen Ansprechpartnerinnen und -partner für die Programmgebiete.

Die 392 Programmgebiete des Bundesprogramms 2005 bildeten die Grundgesamtheit der Befragung; die Rücklaufquote betrug 70,2 Prozent. In der Befragung gab lediglich ein Drittel der Antwortenden an, Gesundheit sei explizit in das Integrierte Entwicklungskonzept für das Programmgebiet einbezogen, und nur ein Viertel benannte aktuell durchgeführte gesundheitsbezogene Maßnahmen und Projekte.

In beiden Fällen liegen die Werte noch unter denen der zweiten Befragung im Jahr 2002. Verbesserungen im Handlungsfeld werden aber bereits für 38 Prozent der Gebiete erkannt.

Dies darf allerdings nicht darüber hinwegtäuschen, dass gleichzeitig für deutlich mehr als ein Drittel (39 Prozent) keine Veränderung im Bereich Gesundheit wahrgenommen wird. Gesundheit rangiert mit diesen Ergebnissen bei den Handlungsfeldern integrierter Stadtteilentwicklung unter den Schlusslichtern.

Der Querschnittscharakter von Gesundheit führt allerdings dazu, dass neben den direkt gesundheitsbezogenen auch Maßnahmen und Projekte in anderen Handlungsfeldern vielfach mittelbar Gesundheitsbezug haben.

So gehen von einer Reihe von Maßnahmen in den Handlungsfeldern Umwelt und Verkehr sowie Wohnumfeld und öffentlicher Raum gesundheitsfördernde Effekte aus; zu nennen sind hier vor allem Lärmschutzmaßnahmen, die Einrichtung von Tempo-30-Zonen und von Spielstraßen, die Anlage von Radwegen und Spielplätzen, Schulhofumgestaltungen u.a. einen bedeutenden Beitrag speziell zur Bewegungsförderung leisten auch viele Maßnahmen im Sportbereich.

Ebenso fördern Bildungs- und Beschäftigungsmaßnahmen im Stadtteil auch die Gesundheit, tragen sie doch dazu bei, das Selbstwertgefühl und die ökonomische Situation der Bewohnerinnen und Bewohner zu verbessern.

Auf diese gesundheitsfördernden Wirkungen anderer Handlungsfelder lässt sich auch ein interessantes Ergebnis aus der Umfrage zurückführen: dass nämlich der Anteil der Gebiete, für die gesundheitliche Verbesserungen in der Befragung konstatiert werden (38 Prozent), deutlich höher ist als der Anteil der Gebiete, in denen explizit gesundheitsorientierte Maßnahmen und Projekte durchgeführt werden (25 Prozent).
(vgl. Newsletter zum Bund-Länder-Programm Soziale Stadt, Info 20, 2007, S.3-4)

Mitwirkung des Verwaltungsbereichs Gesundheit

Ziel des Programms Soziale Stadt ist es, Maßnahmen aus Wohnungs-, Wirtschafts-, Arbeits-, Integrations-, Bildungs-, Sozial- und Gesundheitspolitik im Sinne einer integrativen Stadtentwicklungspolitik gebietsbezogen zusammenzuführen und auf diese Weise die Lebensbedingungen in der benachteiligten Stadtteilen zu verbessern. Erforderlich ist hierfür eine ressortübergreifende Zusammenarbeit aller für die Programmumsetzung relevanten Verwaltungsbereiche in der Kommune.
Die Befragungsergebnisse zeigen, dass die Mitwirkung der kommunalen Gesundheitsverwaltung an der Programmumsetzung durchaus noch keine Selbstverständlichkeit ist.
Nur rund ein Fünftel der Antwortenden benannte die Beteiligung des Verwaltungsbereichs Gesundheit, sei es bei der Erarbeitung des Integrierten Entwicklungskonzeptes, bei Management und Organisation oder bei der konkreten Umsetzung des Programms Soziale Stadt. Damit bildet das Gesundheitsressort unter allen Verwaltungsbereichen das Schlusslicht.

Inwieweit Gesundheit in der Programmumsetzung berücksichtigt wird, hängt aber wesentlich von der Mitwirkung des Verwaltungsbereichs Gesundheit ab: Ist die kommunale Gesundheitsverwaltung beteiligt, erhöht sich der Anteil der Gebiete, in denen Gesundheit in das Integrierte Entwicklungskonzept einbezogen ist, in denen gesundheitsorientierte Maßnahmen und Projekte durchgeführt und für die gesundheitliche Verbesserungen konstatiert werden, bis auf das Doppelte. (vgl. Newsletter zum Bund-Länder-Programm Soziale Stadt, Info 20, 2007, S. 4-5)

Strategien stadtteilbezogener Gesundheitsförderung

Der Schwerpunkt direkt gesundheitsorientierter Projekte und Maßnahmen in der Programmumsetzung liegt bei der Gesundheitsförderung und damit bei der Stärkung von Gesundheitsressourcen und -potenzialen.
Charakteristisch ist dabei ein lebensweltorientierter Ansatz, der auf den Lebensraum Stadtteil und die alltägliche Lebensweisen der Quartiersbevölkerung fokussiert und sowohl auf eine Verbesserung der Lebensverhältnisse (Verhältnisprävention) als auch auf eine gesundheitsgerechte Beeinflussung individueller Verhaltensweisen (Verhaltensprävention) abzielt (Setting-Ansatz).

In der bisherigen Programmumsetzung haben sich hierbei drei Strategien als zentral herausgestellt: Netzwerkbildung, Schaffung niedrigschwelliger Angebote zur Gesundheitsförderung für sozial benachteiligte Zielgruppen sowie Einrichtung von Gesundheitshäusern, -läden und -treffs im Stadtteil
Themenschwerpunkte der Angebote zur stadtteilbezogenen Gesundheitsförderung bilden gesunde Ernährung, Bewegung, Sucht- und Gewaltprävention, Gesundheit in der Familie sowie gesundheitliche Aufklärung. Zudem zielen die Angebote auf Empowerment, auf Befähigung und Stärkung der Zielgruppen zur gesundheitsfördernden Gestaltung ihrer Lebensbedingungen und bauen dabei auf den Potenzialen und Ressourcen der Zielgruppen auf. (vgl. Bär G,Buhtz M., Gerth H. 2004, S. 233–294)

6.5 Qualitätsentwicklung in der soziallagenbezogenen Gesundheitsförderung

Zunehmend sehen sich Anbieter gesundheitsfördernder Maßnahmen mit der Anforderung konfrontiert, die Qualität ihrer Aktivitäten nachzuweisen. Für die Praxisanbieter stellen sich damit wichtige Fragen:
Was sind eigentlich Kriterien für gute Praxis der soziallagenbezogenen Gesundheitsförderung, und wie können wir sie in die Planung, Durchführung und Bewertung unserer Projektarbeit integrieren? Anders als in der Medizin oder auch dem produzierenden Gewerbe gibt es in der Gesundheitsförderung bisher kein „evidenzbasiertes“, also auf belastbaren wissenschaftlichen Erkenntnissen

beruhendes Referenzsystem, an dem sich alle Projektphasen orientieren können (vgl. Luber/Geene 2004).

Auch steht die Entwicklung von Konzepten für die Evaluation soziallagenbezogener Gesundheitsförderung noch ziemlich am Anfang. Hier gilt es insbesondere Ansätze zu entwickeln, die der Komplexität und Kontextabhängigkeit von Setting-Interventionen gerecht werden. Denn, wenn auf die Gestaltung der Lebenswelt ausgerichtete Interventionen in ihrer Wirksamkeit beurteilt werden sollen, müssen komplexe Wirkungszusammenhänge in den Blick genommen werden, deren Ergebnisse meist von zahlreichen und schwer kontrollierbaren Rahmenbedingungen beeinflusst werden und sich erst in fernerer Zukunft beurteilen lassen (Kilian u.a. 2004).

Noch ein weiterer Umstand erschwert die flächendeckende Umsetzung von Evaluation und Qualitätsentwicklung in der gesundheitsfördernden Praxis: Den oftmals kleinen Projekten und Angeboten fehlen ganz einfach die personellen und finanziellen Mittel, um eine Evaluation durchzuführen oder ein Qualitätsentwicklungssystem zu etablieren. (vgl. Lehmann, F. 2004, S. 397–400)

Lernen anhand von ausgezeichneten Beispielen: Good Practice

Im Rahmen der Arbeit des bundesweiten Kooperationsverbundes „Gesundheitsförderung bei sozial Benachteiligten" soll durch die Auswahl und Präsentation von Beispielen guter Praxis ein Beitrag zur Qualitätsentwicklung in der soziallagenbezogenen Gesundheitsförderung geleistet werden.
Der Kooperationsverbund wurde 2001 von der Bundeszentrale für gesundheitliche Aufklärung (BZgA) initiiert und umfasst derzeit mit Spitzenverbänden der Krankenkassen, Bundesverbänden der Ärzteschaft, Wohlfahrtsverbänden, drei Länderministerien, Landesvereinigungen und der Bundesvereinigung für Gesundheit sowie wissenschaftlichen Einrichtungen insgesamt 42 Partnerorganisationen.
Ein wichtiges Ziel des Verbundes ist die Entwicklung der Anbieterqualität im Bereich Gesundheitsförderung mit Hilfe des Good-Practice-Ansatzes:

Ergänzend zu theoretischen Konzepten und der Wissensvermittlung in (Qualitäts)-Handbüchern wird gute Praxis durch die anschauliche Vorstellung entsprechender Beispiele verbreitet. Die Vorteile dieses Ansatzes liegen auf der Hand: Gute Beispiele zeigen, was in der Praxis möglich ist und entfalten damit eine motivierende Wirkung. Sie sind praxisnah, fachlich orientiert und lebendig. Praxisanbieter können in Eigeninitiative mit den Good-Practice-Beispielen arbeiten, indem sie instruktive Beispiele angepasst auf ihren Interventionsbereich übertragen und in der Auseinandersetzung mit guter Praxis die Inhalte und Strukturen der eigenen Aktivitäten reflektieren.

Die zwölf Good-Practice-Kriterien:

1. Gesundheitsbezug in Konzeption und Selbstverständnis

   Es liegt eine Konzeption vor,

   a) aus der ein klarer Zusammenhang zu Gesundheitsförderung und/oder Prävention hervorgeht, ebenso eine hierauf basierende Zielformulierung,

   b) in der die Verminderung der gesundheitlichen Ungleichheit explizit und systematisch angestrebt wird.

2. Zielgruppe in schwieriger sozialer Lage

   Die Zielgruppe der sozial Benachteiligten ist präzise eingegrenzt und wird auch tatsächlich erreicht.

3. Innovation/Nachhaltigkeit

   Das Projekt hat innovativen Charakter bzw. innovative Aspekte und strebt die kontinuierliche Fortführung erfolgreicher Projektkomponenten an.

4. Multiplikatorenkonzept

   Es liegt ein Multiplikatorenkonzept vor, das Multiplikatorinnen und Multiplikatoren systematisch einbindet und gegebenenfalls qualifiziert.

5. Niedrigschwellige Arbeitsweise

   Das Projekt bzw. Angebot ist niedrigschwellig, aufsuchend, begleitend und/oder nachgehend.

6. Partizipation

   Es besteht ein hoher Grad an Beteiligungsmöglichkeiten für die Zielgruppe sozial Benachteiligter.

7. Empowerment

   Es erfolgt eine Befähigung und Qualifizierung der Zielgruppe sozial Benachteiligter, die auf den Stärken und Ressourcen der Zielgruppe aufbaut.

8. Setting-Ansatz

   Die Aktivitäten des Projektes integrieren Initiativen, die sowohl auf das Gesundheitshandeln von Personen als auch auf strukturelle Änderungen abzielen und sich am Setting-Ansatz der WHO orientieren.

9. Integriertes Handlungskonzept/Vernetzung

   Es findet eine Ressourcenbündelung und fachübergreifende Zusammenarbeit statt; die Umsetzung des Konzeptes erfolgt gemeinsam mit den anderen Akteuren im lokalen Umfeld.

10. Qualitätsmanagement/Qualitätsentwicklung

    Im Projekt besteht ein Qualitätsmanagement/eine Qualitätsentwicklung im Sinne eines kontinuierlichen Verbesserungsprozesses.

11. Dokumentation und Evaluation

    Dokumentation und Evaluation werden im Projekt zur Qualitätsentwicklung eingesetzt.

12. Kosten-Nutzen-Relation

    Die Kosten stehen in einem angemessenen Verhältnis zum Nutzen.

(vgl. Lehmann, F. 2004, S. 397–400)

6.6 Krankenkassen als Partner in der stadtteilbezogenen Gesundheitsförderung

Partner sind für den Bereich Gesundheitsförderung vor allem die Krankenkassen, denn seit der Gesundheitsreform 2000 sind die gesetzlichen Krankenkassen verpflichtet, Leistungen der Primärprävention im Rahmen des § 20 Sozialgesetzbuch V durchzuführen.

Entsprechende Maßnahmen sollen insbesondere einen Beitrag zur Verringerung sozialer Ungleichheit leisten. In dem von den Spitzenverbänden der Krankenkassen im Februar 2006 vorgelegten aktuellen „Leitfaden Prävention“ wird eine Verknüpfung der Maßnahmen mit dem Programm Soziale Stadt eigens hervorgehoben Auch unabhängig von den Modellvorhaben der Sozialen Stadt sind die Krankenkassen daher mit ihren Präventionsmitteln ein zentraler Partner bei der gesundheitsfördernden Stadtteilentwicklung, der sich stärker als bisher in die Programmumsetzung einbringen sollte.

Darüber hinaus könnten vom Bundesgesundheitsministerium geförderte Modellprojekte zur stadtteilbezogenen Gesundheitsförderung in den Gebieten der Sozialen Stadt oder ein als Partnerprogramm zur Sozialen Stadt aufgelegtes gebietsbezogenes Präventionsprogramm erheblich zur Stärkung des Handlungsfelds beitragen.
Schließlich sollten erfolgreiche Projekte und Maßnahmen stadtteilbezogener Gesundheitsförderung als Good-Practice-Beispiele publik gemacht werden.
Auf diese Weise lassen sich anhand konkreter Beispiele Strategien und Handlungsmöglichkeiten für Gesundheitsförderung im Stadtteil aufzeigen.
Dabei können Good-Practice-Beispiele sowohl zum „Nachmachen" als auch zu eigenen Ideen anregen.

Einige gute Beispiele stadtteilbezogener Gesundheitsförderung enthält bereits die Praxisdatenbank Soziale Stadt (www.sozialestadt.de/praxisdatenbank).
Auch die im Rahmen des bundesweiten Kooperationsverbundes „Gesundheitsförderung bei sozial Benachteiligten" unter Federführung der Bundeszentrale für gesundheitliche Aufklärung erstellte Good-Practice-Sammlung beinhaltet mehrere stadtteilbezogene Gesundheitsprojekte
(BZgA 2006; www.gesundheitlichechancengleichheit. de).
(vgl. Newsletter zum Bund-Länder-Programm Soziale Stadt, Info 20, 2007, S. 15-16)

7. Schluss

Deutschland ist ein Einwanderungsland. Mittlerweile verfügt jeder fünfte Einwohner über einen Migrationshintergrund. Im Verhältnis zur übrigen Bevölkerung ist der Gesundheitszustand dieser Menschen meist auffällig schlechter.

Bislang nutzen Migranten die Angebote des deutschen Gesundheitswesens nur unzureichend. Sie lassen sich seltener impfen, nehmen weniger Vorsorgeuntersuchungen in Anspruch und haben bei der Versorgung chronischer Erkrankungen einen Nachholbedarf.

Die Vorsorge für die eignen Gesundheit rückt wegen vielfältiger Anpassungsanforderungen im Alltag oft in den Hintergrund. Aufgrund sprachlicher und kultureller Barrieren fehlt es oft an Kenntnissen über Strukturen und Abläufe des Gesundheitssystems. Sie wissen oftmals weitaus weniger über Prävention und einen gesunden Lebensstil als andere. Zudem gehören Migranten häufig sozial benachteiligten Schichten an, die ohnehin schlechtere Gesundheitschancen haben als der Bevölkerungsdurchschnitt.

Durch Aufklärung und Information können Menschen mit Migrationshintergrund in die Lage versetzt werden, die Möglichkeiten des Gesundheitssystems, aber auch die eigenen Gesundheitspotenziale besser zu nutzen.

Ziel ist es einen nationalen und internationalen Konsens zu finden, um gemeinsam Gesundheitsförderung und gesundheitliche Prävention, mit dem Zweck die gesundheitliche Chancengleichheit zu stärken.

Weiterhin ist es notwendig gesundheitsfördernde Projekte im unmittelbaren Lebensumfeld der Zielgruppe zu platzieren. Die Stadtteile bieten eine gute Möglichkeit die gesundheitsrelevanten Rahmenbedingungen gezielt und unter Einbeziehung und Mitwirkung der Betroffenen zu verbessern.

Gesundheitsförderung wird – obwohl sie ein Schlüsselbereich integrierter Stadtteilentwicklung ist – in der bisherigen Programmumsetzung Soziale Stadt eher vernachlässigt, auch wenn in einigen Programmgebieten bereits Erfolg versprechende Ansätze für eine stadtteilbezogene Gesundheitsförderung festzustellen sind.

Es erscheint daher nötig, dieses Handlungsfeld im Rahmen integrierter Stadtteilentwicklung zu stärken. Denn Gesundheitsprävention und -förderung sind

wesentliche Voraussetzungen, um der Benachteiligung der Bewohnerinnen und Bewohner in benachteiligten Stadtteilen entgegenzuwirken.
Um das Thema „Gesundheit“ stärker in den Diskurs der Akteursnetze integrierter Stadtteilentwicklung einzubringen, ist es unter anderem erforderlich, dass sich alle im Gesundheitswesen und für die Gesundheitsförderung tätigen Akteure im Stadtteil mehr als bisher in die integrierte Stadtteilentwicklung einbringen und vor Ort auf den verschiedenen Ebenen der Programmumsetzung – Verwaltungsebene, intermediäre Ebene, Quartiersebene – mitwirken.
Hilfreich hierfür ist es, wenn das Quartiermanagement als Schlüsselinstrument zur Umsetzung des Programms Soziale Stadt das Thema „Gesundheitsförderung“ aktiv in seine Arbeit integriert und Vernetzungs- und Kooperationsstrukturen zwischen den relevanten Akteuren in der Verwaltung, im intermediären Bereich sowie im Quartier anstößt, unterstützend mit aufbaut und koordiniert. Um das Handlungsfeld zu stärken, bedarf es einer angemessenen Finanzierung.
Projekte zur Gesundheitsförderung können mit Mitteln aus dem Programm Soziale Stadt prinzipiell nur dann finanziert werden, wenn es sich um investive Maßnahmen handelt, z.B. die Errichtung und Einrichtung von Gesundheitshäusern oder bewegungsfördernde Umgestaltungen im Wohnumfeld.
Für gesundheitsfördernde Maßnahmen nicht-investiver Art – etwa Beratungsangebote, Ernährungskurse, Gesundheitsprojekte in Schulen und Kinderbetreuungseinrichtungen – bedarf es anderer Finanzierungsquellen.

Die Herausforderung an die Politik bleibt bestehen, Teilhabe und soziale Integration für alle Zuwanderinnen und Zuwanderer und hier Geborene mit Migrationshintergrund zu ermöglichen. Die hohe Arbeitslosigkeit von Migrantinnen und Migranten, ihre niedrige Bildungsbeteiligung, die erhöhte Armutsrisikoquote sowie ihre starke Abhängigkeit von Transferleistungen zeigen, dass die Teilhabechancen von Migrantinnen und Migranten gegenwärtig in mehreren Bereichen unzureichend sind.

Eine sinnvolle Förderung der Gesundheitsförderung und eine beständige Verbesserung der Zusammenarbeit ihrer Akteure setzen Transparenz, die Aktivierung der vorhandenen personellen und sächlichen Ressourcen sowie die Verabredung lokaler, sektorübergreifender Ziele voraus. Das Ziel „Verbesserung der

Gesundheit von Migranten“ kann durch die Förderung umfassender Ernährungs- und Bewegungsansätze oder frühe Unterstützung von Frauen, Müttern und Säuglingen „rund um die Geburt“ konkret angesteuert werden. Die Umsetzung dieser Aktivitäten wird durch einen zielgerichteten Einsatz von Ressourcen der Sozialen wie der Gesunden Stadt erleichtert: die breite Kompetenz der Akteure, Investitionsmittel, lokale Anlauf- und Unterstützungsstellen, Erhebung und Bewertung von Gesundheitsdaten und Organisation von Gesundheitskonferenzen zur Vereinbarung eines lokalen Aktionsprogramms einschließlich Evaluation – zum Zugewinn von Gesundheit und Lebensqualität in den Städten können solche Ansätze einiges beitragen. Von entsprechender Zusammenarbeit, die im Übrigen schon an einigen Stellen beispielgebend funktioniert, profitieren alle auch die Einheimische Bevölkerung.

„Ein Leben ohne Träume ist wie ein trockener Brunnen ohne Wasser.
Ein Land ohne Fremde ist wie ein Baum ohne Früchte.
Lass dein Leben mit Farben bereichern,
denn die Menschen sind prachtvolle Farben unserer Erde“
(Dr. Hidir E. Çelik, 2006)

Literaturverzeichnis

Arbeitsgemeinschaft der Spitzenverbände der Krankenkassen, Leitfaden Prävention. Essen 2006

3. Armuts- und Reichtumsbericht des Bundes, 2008

ANTONOVSKY AARON: *Salutogenese. Zur Entmystifizierung der Gesundheit*, 1997

Bartelheimer P. Migration. In: GSF – Forschungszentrum für Umwelt und Gesundheit (Hrsg) Berichterstattung zur sozio-ökonomischen Entwicklung in Deutschland. Arbeit und Lebensweisen. III. Daten: Berichtsgegenstände. München, 2004

Bär, Gesine/Buhtz, Martina/Gerth, Heike (2004): Der Stadtteil als Ort von Gesundheitsförderung. Erfahrungen und Befunde aus stadtteilbezogenen Projekten, in: Rosenbrock, Rolf/Bellwinkel, Michael/ Schröer, Alfons: Primärprävention im Kontext sozialer Ungleichheit. Wissenschaftliche Gutachten zum BKK Programm „Mehr Gesundheit für alle“, Bremerhaven

Becker, Heidede/Bock, Stephanie/Böhme, Christa/Franke, Thomas (2006): Dritte bundesweite Befragung Programmgebiete „Soziale Stadt“. Endbericht zur Auswertung,
Berlin

Beer, I., Musch, R. (2002): „Stadtteile mit besonderem Entwicklungsbedarf – die soziale Stadt“. Modellgebiet Kottbusser Tor, Berlin-Kreuzberg, Endbericht im Rahmen der Programmbegleitung vor Ort, Berlin

Breckner, Ingrid, Heike Herrmann, Toralf Gonzalez und Dieter Läpple Endbericht der „Programmbegleitung vor Ort“ des Modellgebiets Hamburg-Altona-
Lurup im Rahmen des Bund-Länder- Programms „Soziale Stadt“, Hamburg, 2002

Brucks, U: Migration in die Bundesrepublik Deutschland. In: Hegemann, T., Salman, R.: Transkulturelle Psychiatrie.

Konzepte für die Arbeit mit Menschen aus anderen Kulturen. Bonn 2001

Collatz, J.: Bedarf und Inanspruchnahme psychiatrischer Versorgung durch Migrantinnen und Migranten. In: Hegemann, T., Salman, R.: Transkulturelle Psychiatrie. Konzepte für die Arbeit mit Menschen aus anderen Kulturen. Bonn 2001

Esterleyn M., Migration und psychische Gesundheit bei Kindern und Jugendlichen aus der ehemaligen Sowjetunion, Diplomarbeit, Universität Bielefeld, 2006

Hock, Holz, Simmedinger, Bezirksamt Mitte von Berlin, Abteilung Gesundheit und Soziales (Hrsg.) 2001

http://www.loegd.nrw.de/gesundheitberichterstattung/frameset.html

http://www.braunschweig.de/rat_verwaltung/verwaltung/ref0500/Gesundheitsplanung .html

http://www.gesundheitliche-chancengleichheit.de /?uid=9e267471059014442dd57bbbd024029b7&id=Seite3641, 2008

http://www.sozialhilfe24.de/news/164/armutsbericht-der-bundesregierung-2008

Jordan E.: Statement In: (Hrsg.):J. Gardemann, W. Müller, A. Remmers: Migration und Gesundheit: Perspektiven für Gesundheitssysteme und öffentliches Gesundheitswesen. Düsseldorf, 2000

Junge-Reyer I., Gesellschaftliche Strategien gegen Armut, in: Geene, Raimund/Gold, Carola (Hrsg.), Gesundheit für Alle! Wie können arme Menschen von kurativer und präventiver Gesundheitsversorgung erreicht werden?, Berlin, 2000

Lampert T., Saß A.C., Häflinger M., Ziese T., Expertise des Robert-Koch-Instituts, Beiträge zur Gesundheitsberichterstattung des Bundes , 2005

Lehmann F., Auf dem Weg zu Kriterien für „Good-Practice-Angebote“ der Gesundheitsförderung bei sozial Benachteiligten, in: Geene/Halkow: Armut und Gesundheit. Strategien der Gesundheitsförderung, Frankfurt a.M. 2004

Lobnig Hubert et al, Gesundheitsförderung im Krankenhaus Teil I/II, Sudienbrief Diplom-Fernstudiengang Pflege/Pflegemanagement Modul A 34- A 35 Jena Fachhochschule, 1999

Maschewsky, Werner, Umweltgerechtigkeit herstellen. Neue Strategien an der Schnittstelle von Umwelt, Gesundheit und Sozialpolitik, 2002

Mashkoori K, Weth C, Gardemann J: Zur Gesundheitssituation der Flüchtlingskinder in Münster. Gesundheitsberichte
der Stadt Münster 7, 1998

Newsletter zum Bund-Länder-Programm Soziale Stadt, Info 11, 2003
Newsletter zum Bund-Länder-Programm Soziale Stadt, Info 20, 2007

Razum O., Geiger I. Migranten. In: Schwartz FW, Badura B, Leidl R (Hrsg) Das Public Health Buch. Gesundheit und Gesundheitswesen. Urban & Schwarzenberg, München, 2003

Richter, M., Hurrelmann, K., Gesundheitliche Ungleichheit: Ausgangsfragen und Herausforderungen, in: Richter, Matthias, Hurrelmann, Klaus (Hrsg.): Gesundheitliche Ungleichheit. Grundlagen, Probleme, Perspektiven, Wiesbaden 2006

Riege, M./Schubert, H. (Hrsg.), Sozialraumanalyse: Grundlagen – Methoden – Praxis, Opladen 2002

Trojan, A., Soziale Stadtentwicklung. Eine intersektorale Aufgabe für die Gesundheitsförderung, in: Heinemann, Horst (Hrsg.), Stadtentwicklung und Gesundheit, Frankfurt am Main, 1998

Zeeb H., Baune B., Vollmer W., Cremer D., Krämer A. Gesundheitliche Lage und Gesundheitsversorgung von erwachsenen Migranten – ein Survey bei der Schuleingangsuntersuchung. 2004

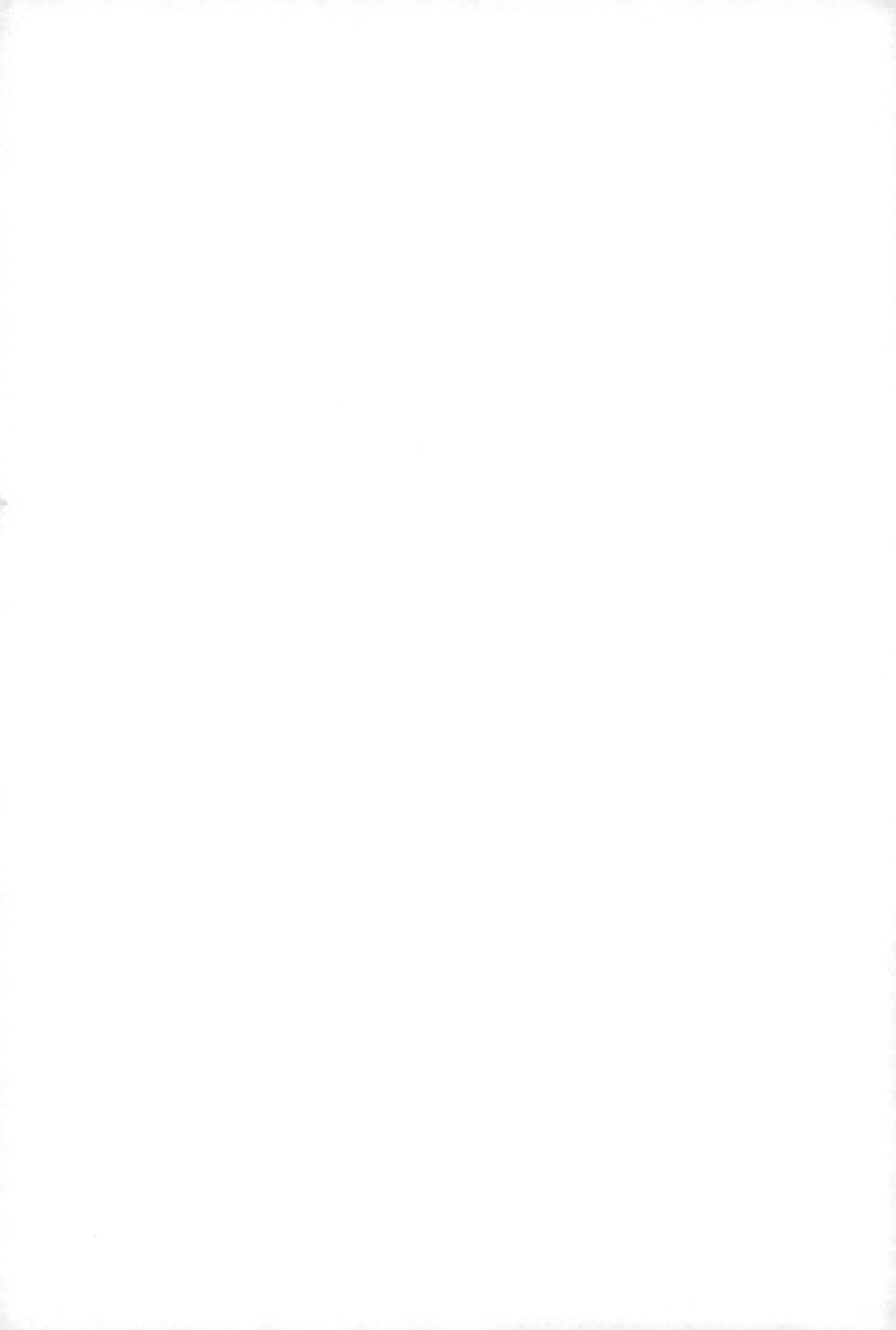